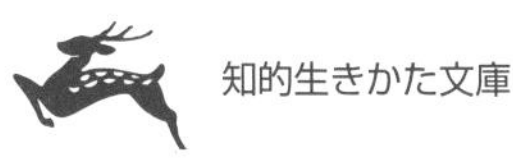

いつもの食材が「漢方」になる食べ方

櫻井大典　監修

三笠書房

「漢方」の基本

1. 東洋医学のひとつ
2. 体質改善を目指す
3. 病気になる前に対処

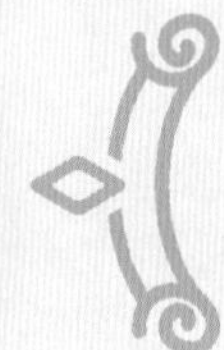

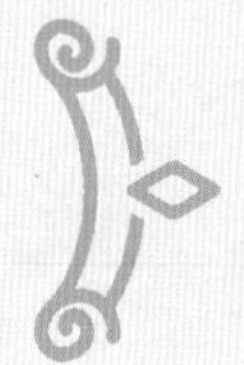

はじめに

「食べ方」ひとつで、健康になれる！

朝食、昼食、夕食。その間におやつを口にしたり、お茶やジュースを飲んだりと、私たちは日々たくさんのものを食べて生きています。そして、その食べたものから体はつくられています。筋肉も血液も、胃や腸などの内臓も……。

食べたものが体に影響を与える——。頭でわかっていても、なかなか実感がわかないですよね。たとえば、冷たい氷水を一気に飲んで、お腹をこわすという想像がつくでしょうか。口に入れるのは水だけですが、下痢という大きな不調を生み出すことがあります。これを湯冷ましにしてみたらどうでしょう？　温度が変わるだけで、心地よく感じる方は多いと思います。

このように、私たちが「病気かもしれない」とか、

「つらい体質」と思い込んでいることの中にも、じつは、普段食べるものを少し変えるだけで改善できることがたくさんあるのです。

ところでみなさんは、「漢方」と聞くと、どんなイメージがありますか？

中国で何千年もの長い歴史があって、特別な食材を使った、少し難しい健康法と思っている方もいるかもしれません。漢方は薬膳、食養生をはじめ、気功、鍼灸などを含めた東洋医学のひとつです。

漢方のもっとも基本的な考えは、「人間の体も自然の一部」ということ。病気の症状だけを見てピンポイントで対処するのではなく、自己治癒力を高めて体の調和をとることで総合的に治していきます。

仕事や家事で忙しく過ごし、疲れや不調にじっくり向き合う余裕がない方も多いと思います。本書は「不調かも？」と思ったらすぐ実践できる漢方の魅力を生かして、食事で体をととのえることを目的にしました。

毎日の食事は、健康な体をつくるための栄養補給の土台。それに楽しさが加わることで、健康的な食事といえると思っています。この本が、そういった食べ方のヒントになれば幸いです。

国際中医専門員
櫻井大典

目次

1章 基本がわかる！ 「漢方」のやさしい授業

2章 カゼ・病気に効く食材&食べ方

3章　疲れ・だるさに効く食材&食べ方

4章 冷え・美容に効く食材&食べ方

5章

こころに効く食材&食べ方

6章

何が足りていない? 体質タイプ別食べ方

＊本書では、中医学（中国伝統医学のこと）の理論を含めて、便宜上すべて「漢方」として解説しています。

イラスト　徳永明子
執筆協力　土田由佳

＼櫻井式！／

食べる漢方のいいところ

漢方薬や特別な食材はいりません

「葛根湯（かっこんとう）」をはじめとした、専門店で見かける心強い漢方薬。しかし漢方の治療は、まず食事が第一。病気かも……と思ったら、あわてて薬を飲むのではなく、原因を引き起こしている食べ方を見直したり、体質に合った食材を選ぶことが大切。「熱にはりんご」「二日酔いにはもやし」など、一般的なスーパーで手に入るものだけで対処をします！

症状に合わせた食材を選ぶ!

本書は「カゼ・病気」「疲れ・だるさ」「冷え・美容」「こころ」の章に分けて、さまざまな症状に合った食材・食べ方をイラストとともに紹介。原因と対策を細かく解説しています。また、巻末には「症状別おすすめ食材リスト」も収録。

簡単にできて心も体も不調改善!!

たとえば、「ゆでたじゃがいも」「おかゆ+梅干し」「焼きバナナ」など、簡単にできる食べ方を厳選。料理に自信がなくても、時間がなくても大丈夫。スープや炒め物なども、15分以内にさっとつくれるものばかりです。

1章

基本がわかる！「漢方」のやさしい授業

1限目

漢方の基本的な考え方

病気にならないために体質から改善を目指す

「漢方」は、経験を積み重ねて伝えられてきた、数千年の歴史をもつれっきとした医学です。たとえば、女性の悩みに多い月経痛。お腹が激しく痛む人もいれば、下っ腹が鈍く痛む人もいます。頭痛がしたり、腰痛を伴う人もいたりして、痛みの程度や症状は人それぞれです。漢方は、これらの具体的な症状とその人の**体質、食生活、生活習慣などを総合的に見て、その原因を探る**ことから始まります。

そして、その原因は体質と深く結びついていると考え、体質改善していくことに重きをおきます。病気になりにくい体質を目指すほうが、長期にわたってよい状態を維持できるからです。

漢方の3つの特徴

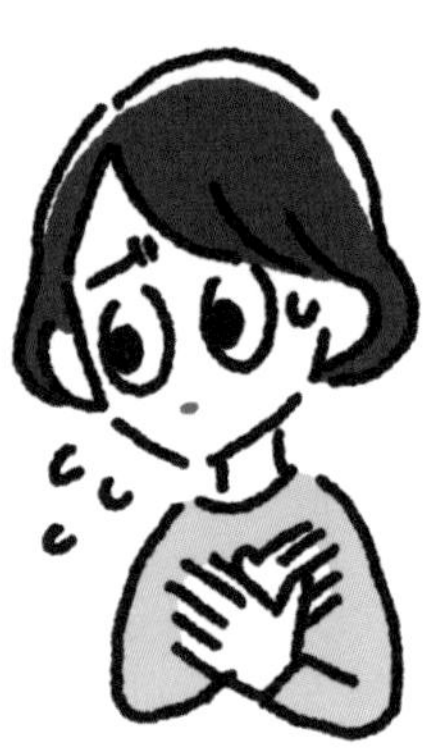

未病(みびょう)を改善する

漢方では、病気とはいえないけれど、健康ともいえない状態=「未病」での治療改善を目的としています。そのために大切なのが、日々の食事。食材の特性を知り、そのときの自分の体質に合ったものをとることで、病気になる前に不調を予防・改善することができます。

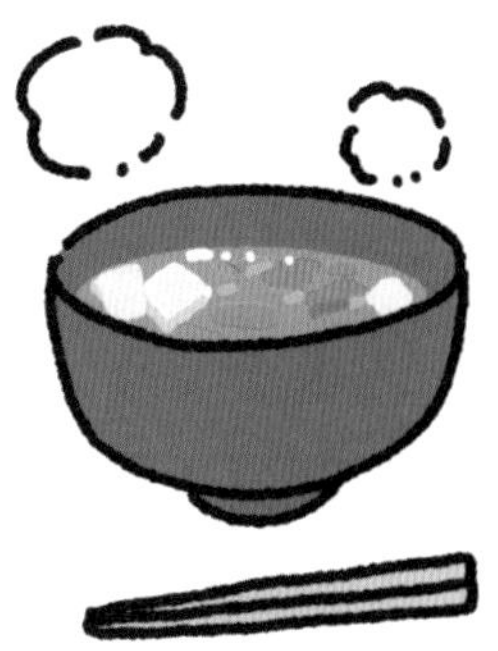

薬食同源

私たちがふだん食べている食材の多くには、薬と同じように体を元気に治す効果があると考えるのが「薬食同源」です。薬は病気になってから飲みますが、食事は毎日の生活とともにあるもの。健康維持には食事の見直しが近道です。

体質改善を目指す

漢方薬局では、見て、聞いて、触って、一人ひとりの患者の体質を重要視して、適切な治療を行います。本書ではチェックリスト（P193）から自分の体質を知り、不調の原因になっている習慣を見直します。

2限目

食材がもつ チカラとは

食材の味や性質が体の熱や働きをととのえる

野菜や果物、肉、魚、卵、米……。すべての食材は形も味も違うように、それぞれ独自の働きをもち、食べたときに体に及ぼす作用も異なります。食材が薬になり、体のバランスをととのえ、血や肉や骨となっていくのです。

24ページのように、食材には体の機能を促して温めたり、機能を抑えて冷やしたりする性質＝**五性**（ごせい）や、特有の作用をもつ味＝**五味**（ごみ）があります。

これらを**まんべんなくとることが、体本来の働きを発揮するために重要である**と漢方では考えます。

五性(ごせい)とは

食材には、体を温める性質と冷やす性質があり、その度合いをあらわしています。

《寒・涼》

体をもっとも強く冷やす「寒」と、余分な熱を冷ます「涼」。興奮を落ち着かせる働きも。寒性=シジミ、カニ、きゅうり、なす、ゴーヤーなど。涼性=レタス、セロリ、しめじ、いちご、そば、緑茶など。

《平》

寒や熱のない、どちらにも属さないもの。ただし平性の食べ物ばかりではなく、体質に合わせてバランスよく。じゃがいも、キャベツ、しいたけ、りんご、米、大豆、卵など。

《温・熱》

体をもっとも強く温める「熱」と、やや温める「温」。気血(きけつ)をめぐらせ、新陳代謝を高める。温性=イワシ、アジ、鮭、ねぎ、かぼちゃ、クルミなど。熱性=唐辛子、こしょう、山椒、シナモン、羊肉など。

五味(ごみ)とは

食材には5つの味があり、それぞれが体の働きに関わっています。

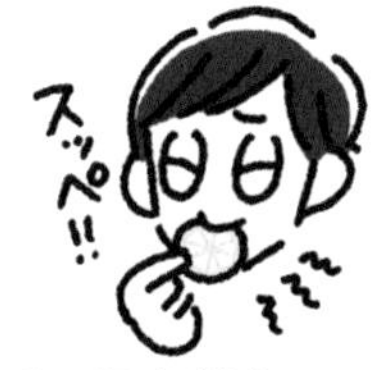

《酸味》

体液を体内にとどめる。肝を養う。レモン、梅、酢、いちご、トマトなど。

《甘味》

胃腸の働きを助け、痛みや緊張を緩和する。脾(ひ)を養う。米、いも、砂糖、はちみつ、バナナなど。

《辛味》

発汗を促し、気や血(けつ)をめぐらせる。肺を養う。しょうが、ねぎ、にんにく、こしょうなど。

《鹹(かん)味》

塩辛い意味。かたいものをやわらかくしたり、便通をよくする。腎を養う。昆布、えび、豚肉など。

《苦味》

熱を冷ましたり、不要物を排泄させる。心を養う。緑茶、ぎんなん、みょうが、ゴーヤーなど。

3限目

どうして食べるだけで、体に効くの？

体を構成している「五臓」と食べ物は密接につながっている

五臓とは**「生命活動に必要な働きや機能を、肝・心・脾（ひ）・肺・腎の5つに分類したもの」**。心臓や肝臓などの内臓器官ではなく、漢方ではより広い機能や概念をあらわします。五臓のいずれかに働きかけると、別の臓にも影響が及び、互いにバランスをとっているのが私たちの体なのです。

食べ物を通して、五味や五性が体に働きかけ、五臓に作用を及ぼします。酸味は肝、甘味は脾、辛味は肺、鹹味は腎、苦味は心を養う力を高めます。どれかひとつが不足したり多すぎたりすると、五臓の働きが悪くなることも。食材をバランスよくとることが体調をととのえることにつながるのです。

五臓の働き

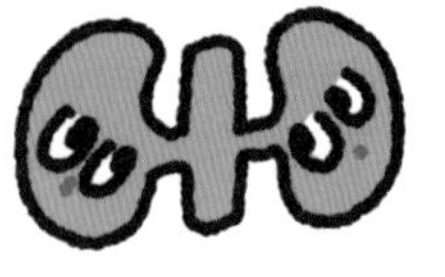

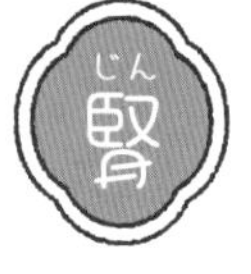

人の成長や発育、生殖を司り、ホルモンの分泌や、知能、知覚、運動系の発達と維持に関与。

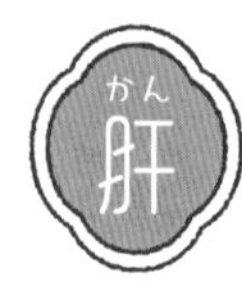

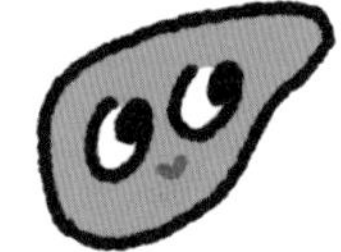

血を貯蔵し、血流量をコントロールして、ほかの臓腑（ぞうふ）の生理機能がスムーズに行えるように調節。情緒を安定させる。

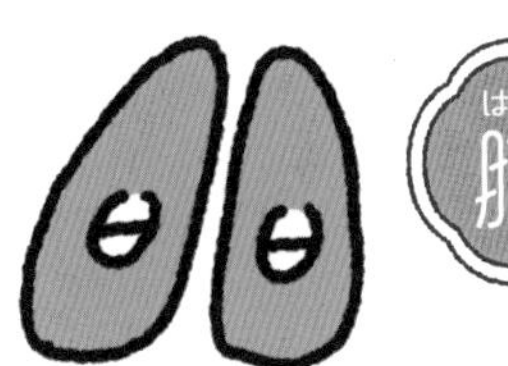

新鮮な空気を取り入れ、全身に送り出す呼吸に似た働きのほか、潤いや栄養分の運搬・分配も。

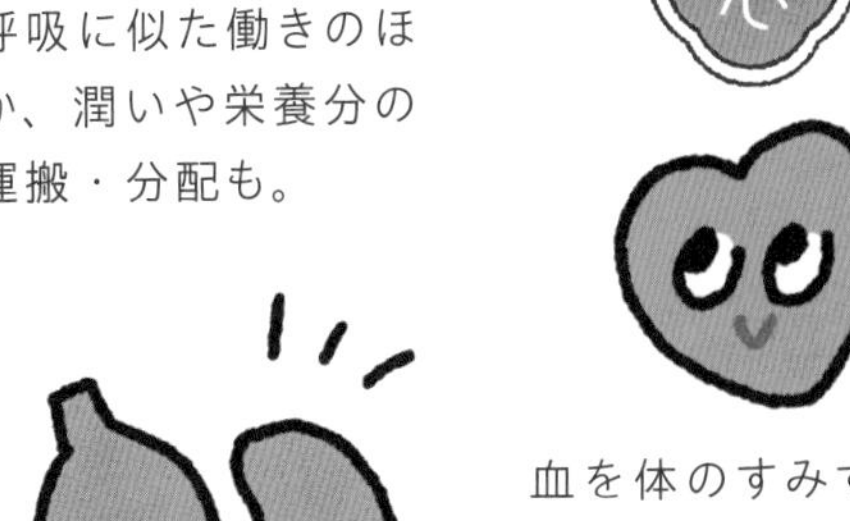

血を体のすみずみにまでめぐらせるポンプとして働き、精神や意識の中枢となる。

胃とともに消化吸収を担い、エネルギーである気や血（けつ）のもとと潤いをつくり出して全身に送り出す。

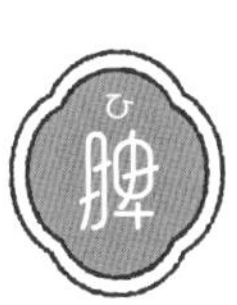

4限目

健康をみちびくバロメーターは「気(き)・血(けつ)・水(すい)」！

絶えず全身をめぐっている人間の三大エネルギー源

人の体は、**「気・血・水」**という3つの要素から成り立ち、**滞ると内臓機能が下がり、病気の原因になります。**

「気」は生命を維持して活動させるエネルギーの源で、全身をめぐって体や臓腑の機能を司ります。体を温め、血液や体液をめぐらせて五臓の正常な活動も維持。「血」は血液のことを指し、サラサラで体のすみずみまでめぐるのがよく、各組織を活性化させる働きがあります。「水」は血液以外の体液のこと。体内を循環し、全体を潤します。

この3つはお互いに影響し合いながら、食事や生活習慣によって変化します。気・血・水の状態が体質を決めるので、6章（P188）で確認してみましょう。

3つのバランスがとれれば健康！

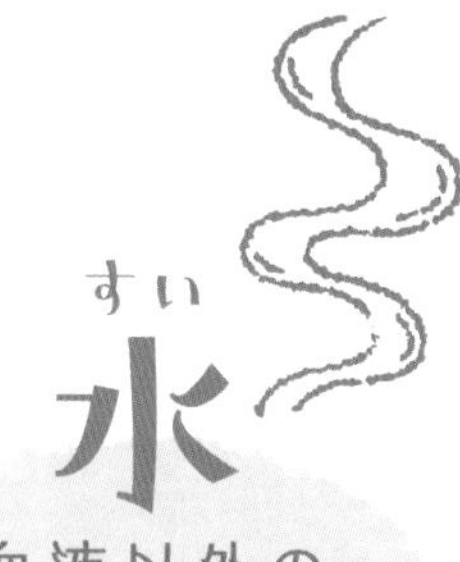

水（すい）

血液以外の体液すべて

内臓と各器官、組織の体液と分泌物のこと。皮膚や毛髪を潤し、関節をなめらかにして保護。胃・大腸の液や汗、鼻水、涙、よだれ、つばも「水」で、「津液（しんえき）」とも呼ばれる。

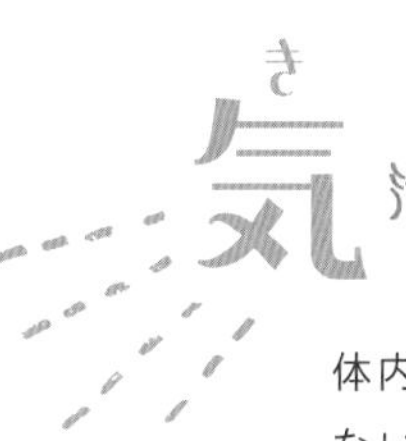

気（き）　活動エネルギーの中心

体内をめぐっている目には見えない生命エネルギー源のこと。「元気」や「気力」の気。体温を保ち、新陳代謝を促したり、バリアの役割を果たすなどの作用もある。

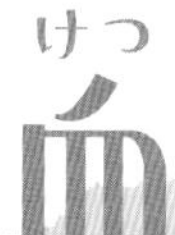

血（けつ）　栄養を体中に届ける血液

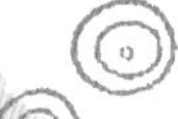

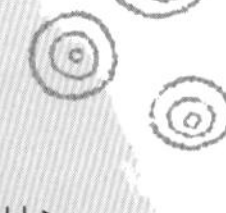

いわゆる血液のことだが、リンパ液なども含んでいる。各臓器と組織にたっぷり栄養を与え、組織を潤し、各機能のバランスを調節する働きがある。精神安定にも作用する。

5限目

体にいい食べ方のコツ

乱れた食事を正して ゆるい「食養生」を実践

健康の基本は「食養生」にあり、といっても過言ではありません。養生とは漢方で「そなえる生き方」の意味をあらわしますが、どんなに仕事や家事が忙しくても、食事を軽視してはいけません。「食養生」とは文字通り、**食事から生命を養う方法**。自分が食べるものをおろそかにすることは、命を軽視して、粗末にすることに。私たちが日々食べているものが、病気の一因になってしまうか、心も体も元気にしてくれるかは食べ方次第なのです。

とはいっても、忙しい人にとって厳密なルールを守るのはなかなか難しいもの。そこで、**意識するだけで、体質改善にみちびいてくれる食べ方**を紹介します。

忙しいからこそ注意したい食べ方とは？

1 漢方的に避けるべき食べ物

エネルギーである「気」、栄養である「血（けつ）」、そして潤いに変換する胃腸を弱らせてしまう食事は極力避けるのが原則。高糖質、高タンパク、油っこい、冷たいものは消化吸収しにくく、脾の機能を低下させ、さまざまな病気の要因に。

2 寝起きは温かいものを

胃腸をととのえ、血流をよくするために、寝起きは温かいものを飲むこと。白湯（さゆ）でも好みのお茶でも。朝食のみそ汁でもOK。朝の体は1日の中でもっとも冷えている時間帯なので、温かいものを飲んで体の内側から体温を高めましょう。また、できるだけゆっくり飲む習慣も大切。

3 穀類4：野菜4：動物性食品2

日本人の体質や気候環境（高温多湿）に合った理想的な食事=日本の伝統的な和食。旬の野菜を中心にして、穀類4：野菜4：動物性食品2の割合にした食事がよく、腹八分目で食べる意識を。

4 生ではなく火を通す！

現代生活では、夏でも体を冷やしがち。サラダではなく温野菜、冷や奴ではなく湯豆腐という風に、食べ物はなるべく火を通しましょう。

2章

カゼ・病気に効く食材&食べ方

回発熱 回寒気・悪寒 回せき 回下痢 回胃腸の弱り 回胸やけ
回頭痛 回鼻水 回のどの痛み 回めまい 回貧血・立ちくらみ
回便秘 回花粉症 回口内炎

本書の読みかた

効く食材　りんご

属性　平〜涼 ①　　体質　気虚・陰虚 ③

味　甘・酸 ②　　機能　心・肝・肺・脾 ④

効能　体を元気にし、体内を潤してこもった熱を冷まし、イライラを軽減する ⑤

コレもおすすめ！　ミントティー…ミント（ハッカ）には、発汗や解熱作用があるため、熱カゼにはぴったり。生でももちろんよいですが、市販のハーブティーでも十分です。温かいお湯に入れて飲みましょう。 ⑥

赤いカゼには「葛根湯」ではなくりんご！

「カゼ」は漢方でいうとに吹く風が「風邪」とい変化して、体の中に入っの。風邪は、ほかの邪気れて体内に侵入するこ熱の邪気＝「熱邪」を引くるとのどが痛む赤いカます。

　赤いカゼには「りんごろし」がおすすめです。**は熱を取り除き、潤いをる働きがあります。**また

① 食材がもつ属性として、「五性」と呼ばれる寒・涼・平・温・熱のいずれかを示します。詳しくはP24

② 食材がもつ味として、「五味」と呼ばれる酸味・甘味・辛味・鹹味・苦味のいずれかを示します。詳しくはP25

③ 食材と相性のよい体質を示します。詳しくは6章（P188〜）

④ 食材が心身に働きかける機能として、「五臓」と呼ばれる肝・心・脾・肺・腎のいずれかを示します。詳しくはP28

※本書では六腑には言及せず、すべて五臓としています

⑤ 食材がもつ、漢方・中医学的な効能を挙げています

⑥ 同じ症状に効く、ほかの食材や食べ方を紹介しています

カゼ・病気

傾向と対策

まずバリア機能を高めよう

自然界に吹く風が「風邪（ふうじゃ）」という邪気（じゃき）に変化して、体の中に入ってくるとカゼになります。風邪は、ほかの邪気を引き連れてきて自由に変化するという特徴をもっているので、症状を頻繁に変化させます。そのため、カゼはタイプと症状を見極め、適切な処置をとること。カゼをひかないようにするためには、体のバリア機能を高めることが大切。

五臓の「脾（ひ）」（P29）は元気のもとをつくって送り出す重要な役割を担っています。脾の機能が低下すると、気や栄養を運ぶ血（けつ）が不足して、下痢や消化不良などの症状があらわれます。米、さつまいも、かぼちゃ、キャベツ、大豆など、脾を元気にする食材をとるようにしましょう。

助けて！ 櫻井先生①
そのカゼ、どこから？

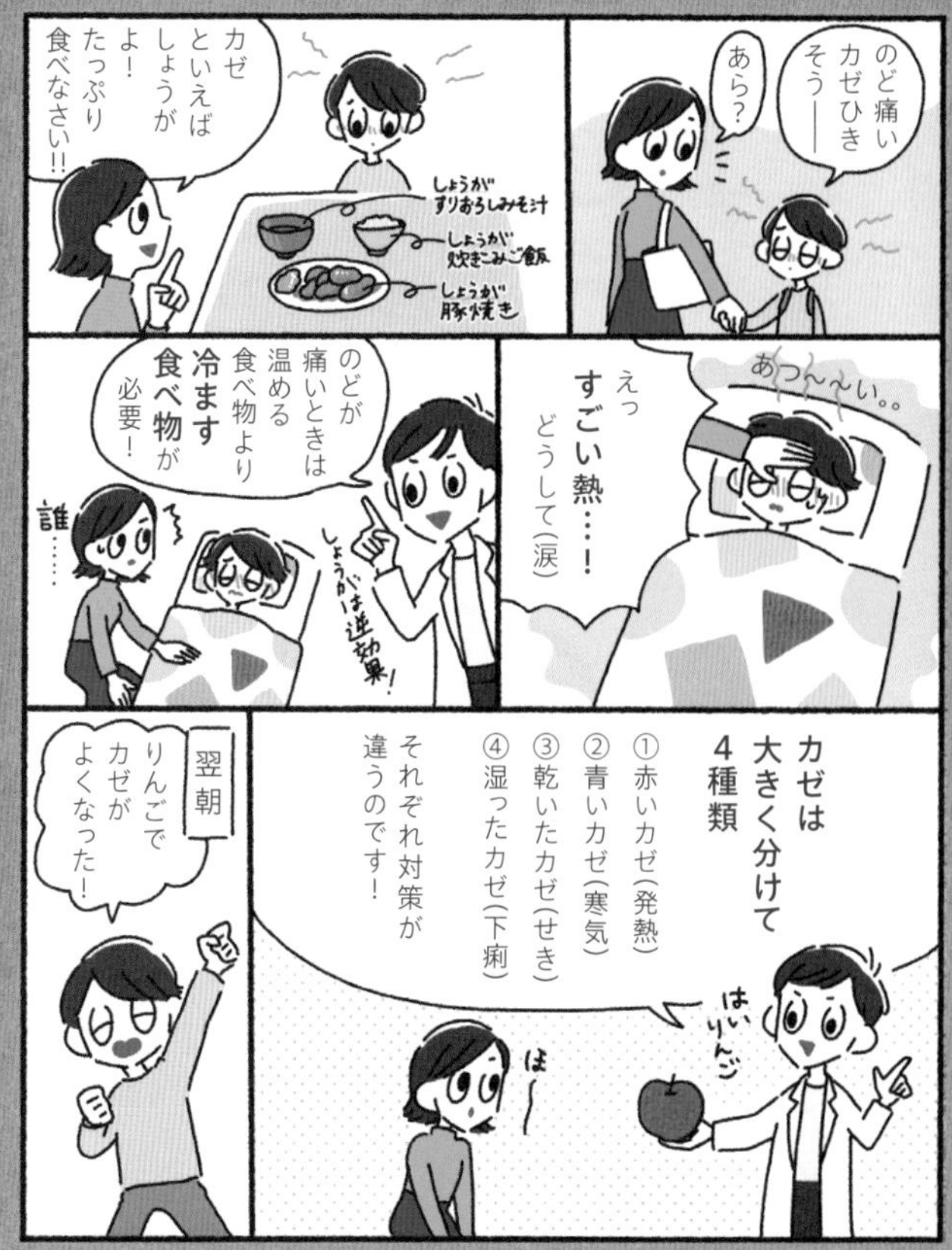

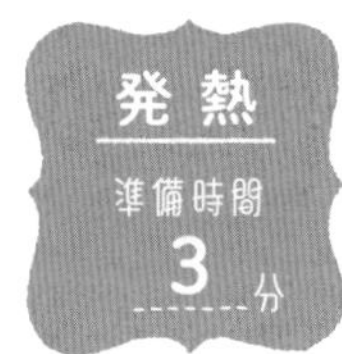

赤いカゼには りんごのすりおろしで 余分な熱をとる

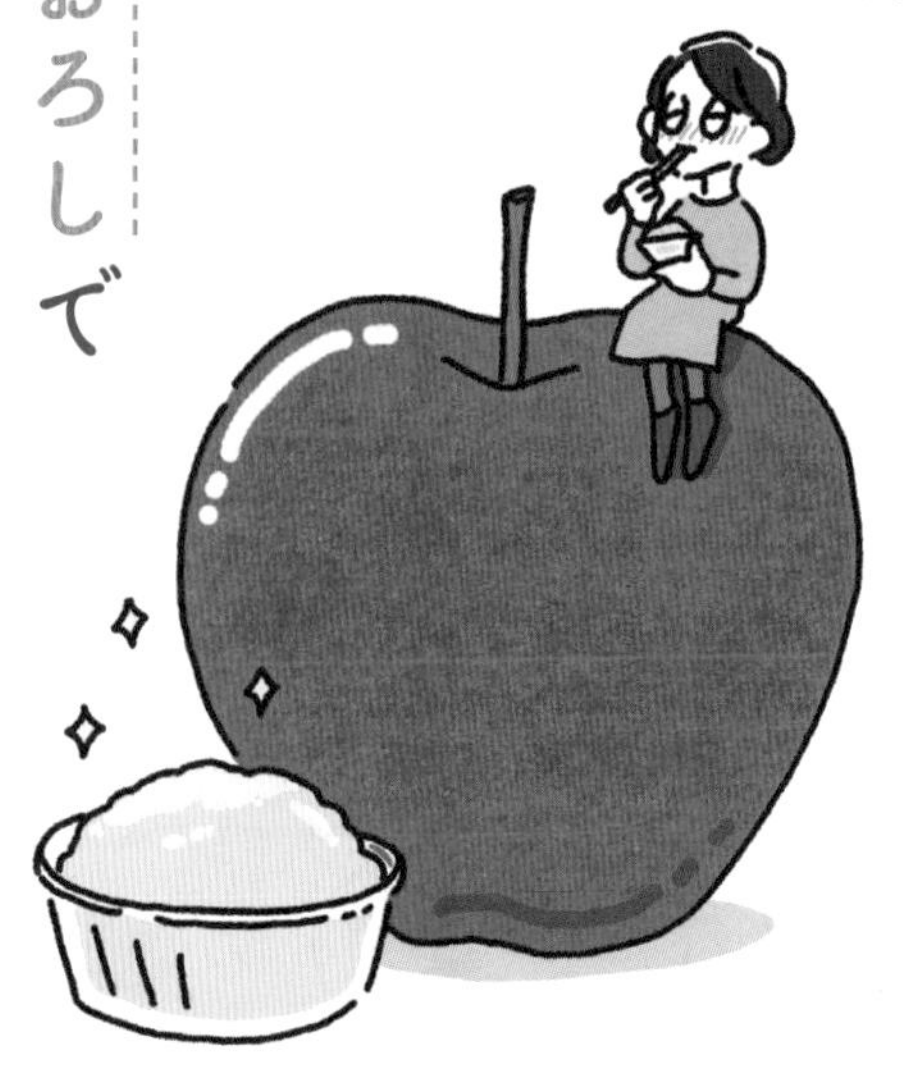

効く食材
りんご

属性	平～涼	体質	気虚・陰虚
味	甘・酸	機能	心・肝・肺・脾

効能 体を元気にし、体内を潤してこもった熱を冷まし、イライラを軽減する

コレもおすすめ！ ミントティー…ミント（ハッカ）には、発汗や解熱作用があるため、熱カゼにはぴったり。生でももちろんよいですが、市販のハーブティーでも十分です。温かいお湯に入れて飲みましょう。

赤いカゼには「葛根湯」ではなくりんご！

「カゼ」は漢方でいうと、自然界に吹く風が「風邪（ふうじゃ）」という邪気に変化して、体の中に入ってきたもの。風邪は、ほかの邪気を引き連れて体内に侵入することが多く、熱の邪気＝「熱邪（ねつじゃ）」を引き連れてくるとのどが痛む赤いカゼになります。

赤いカゼには「りんごのすりおろし」がおすすめです。**りんごには熱を取り除き、潤いを生じさせる働きがあります。**また、消化を

促す効果もあるので、熱っぽくて食欲がないときにもよいでしょう。「カゼをひいたらとにかく葛根湯！」と思っている人もいるかもしれませんが、のどの痛みを伴う赤いカゼに、葛根湯のような熱を加える効能のある薬を服用したら、症状は悪化します。葛根湯が効くのはゾクゾクと寒気を伴うカゼ（P45）のときなので、お間違いなく。

カゼ予防は、「風」から守ること!?

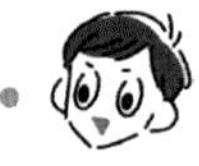

カゼは風が引き連れてきたものによって症状が異なります。「熱」を引き連れてきたらのどの痛みが出て、「寒さ」だったらゾクゾクと悪寒が、「湿気」だと胃のむかつきや嘔吐など胃腸の働きが悪くなることが多いです。どんなカゼでも、とにかく風に素肌をさらさないことがいちばんの予防法。長袖を1枚羽織ること。

寒気・悪寒

準備時間 1分

ゾクゾクする寒気にはしょうが湯で体を温める！

しょうがないじゃ、すまされない…！

効く食材
しょうが

属性　温
体質　なし
味　辛
機能　脾・肺
効能　寒気を払い、胃腸を温めて吐き気を止める。発汗作用

コレもおすすめ！
しょうがのつくだ煮…鍋にお湯を沸かし、皮ごとスライスしたしょうがを入れて2～3分ゆで、ざるにあげます。鍋にしょうが、醤油、砂糖、酒、水を入れて弱火で煮るだけ。白いごはんのおともにも。

症状に合わせて しょうがを生と乾燥で使い分け

自然界に吹く風が「風邪（ふうじゃ）」に変化して、体の中に入り込むと「カゼ」の症状があらわれます。その風邪が、冷えや体の熱を奪う「寒邪（かんじゃ）」を連れてくると、皮膚の真下あたりに冷えがたまり、ゾクゾクと寒気がするカゼになります。こういうカゼは、**体を温めて寒気をなくすことが大切です。**

しょうがは体を温めることに関してはとても優秀な食材です。**「発散」の力もあり、ゾクゾクと**

寒気がするカゼに効果的です。

生のしょうがをすってお湯に入れるだけでできる「しょうが湯」がおすすめです。生のしょうがは発汗を促し、体表にある邪気を散らして熱を出します。一方で乾燥したしょうがは、体の芯からじんわりと温めて寒さを取り去る働きがあるため、お腹が冷えて下痢をしたときや慢性的な冷えに悩む人に適しています。

カゼのとき、お風呂は入る？入らない？

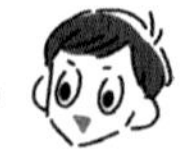

風呂（湯船）に入っていいカゼと悪いカゼがあります。寒気がするときのカゼは、お風呂に入って体を温めたほうがいいですね。お湯の温度は40℃前後が適温。15分ほどで、じわりと汗をかく程度に。のどが痛いときはシャワーだけにしましょう。冷えているから温める、熱があるから温めない、考え方はシンプルです。

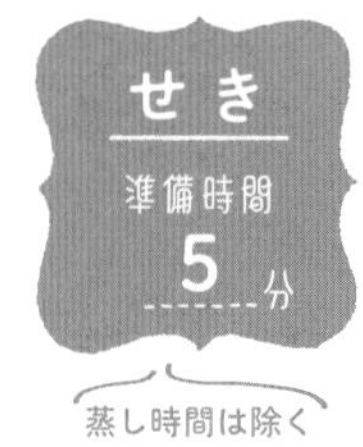

せきが出たら、蒸し梨でのどを潤す

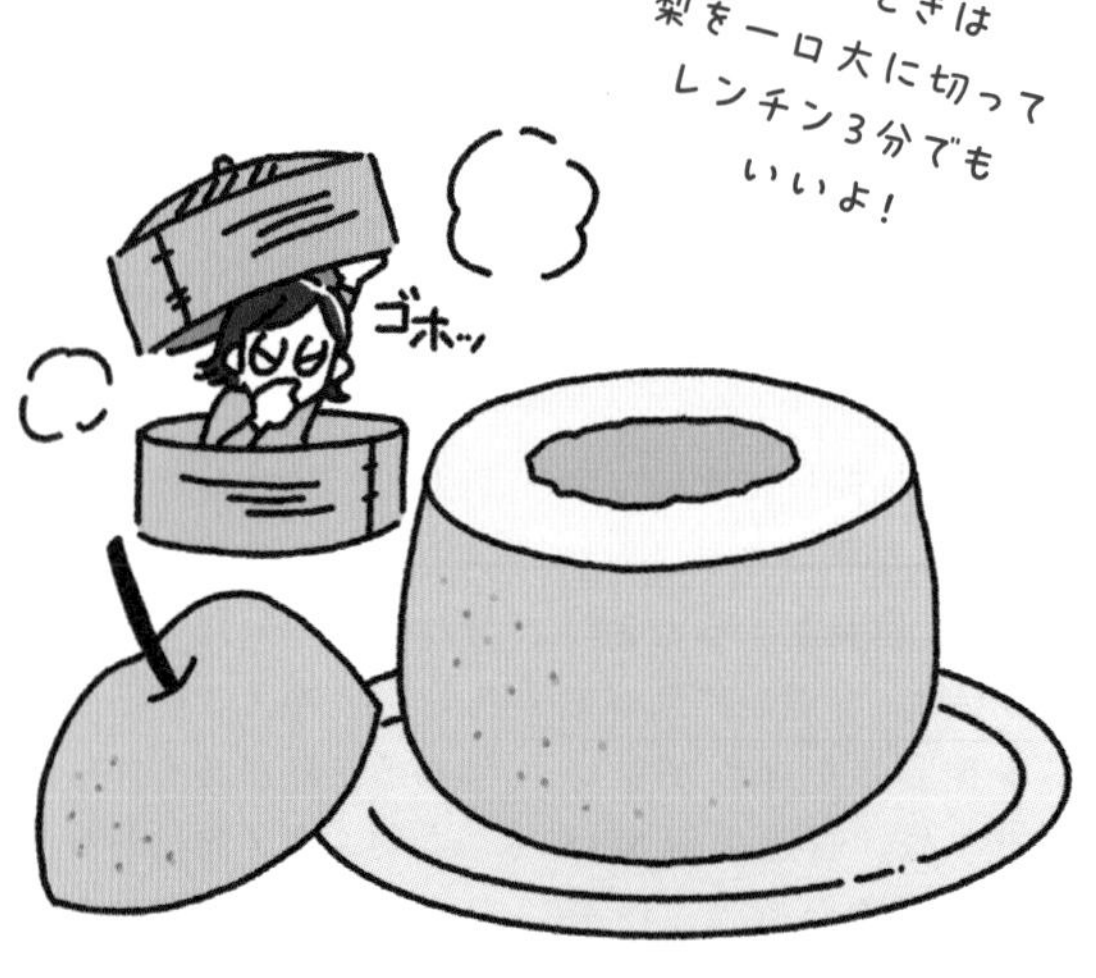

効く食材

梨

属性：涼　体質：陰虚

味：甘・酸　機能：肺・脾

効能：肺やのどを潤してせきを鎮める。体の熱を冷ます

コレもおすすめ！

ゆり根のホイル焼き…ゆり根は潤いを補給する生薬として漢方薬にも使われる食材。1枚ずつはがして洗ってからアルミホイルに包み、フライパンで蒸し焼きにします。だしや醤油をかけてもいいですね。

加湿・保湿が肝心。発汗はNG！ 梨で渇きや乾燥を撃退

乾いたようなせきが出る場合は、冷たく乾燥した空気が「燥邪（そうじゃ）」となってのどの粘膜にはりついたり、「熱邪」（P43）や「寒邪」（P46）が体内に入ってきてから「燥邪」に変化したと考えられます。

加湿・保湿することが肝心です。まずは加湿器で室内の湿度を上げ、体に潤いを与える食材をとるようにします。

おすすめは「蒸し梨」。蒸す時間はかかりますが、手間はかかり

ません。

①梨のヘタの部分をふたになるように横に切ります。

②実の部分の芯をスプーンでくり抜き、氷砂糖3～4粒と水を大さじ1、生のしょうがスライスを1枚入れます。

③①でふたをし、蒸し器で40～50分蒸します。やわらかくなって皮にヒビが入ってきたら完成です。

岩盤浴やサウナなどで汗をかくのはダメ！

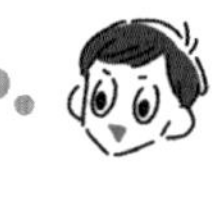

のどが痛いときは、汗をかくようなことは避けて。体から汗が出れば余計に乾燥してしまいますからね。岩盤浴やサウナ、ホットヨガなど、汗を大量にかく場所には行かないようにしましょう。

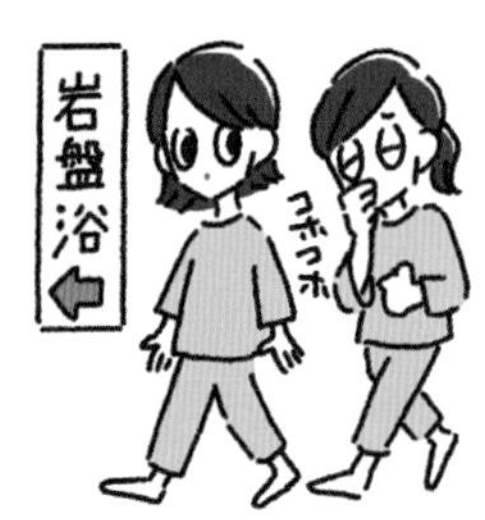

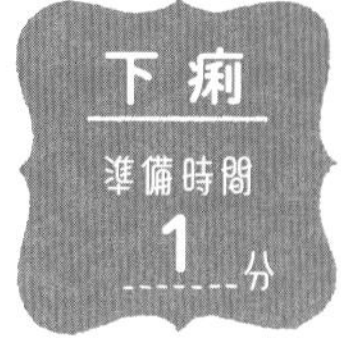

下痢になったら
しそ茶で
胃腸を活性化

赤じそがなければ
緑のしそでも大丈夫

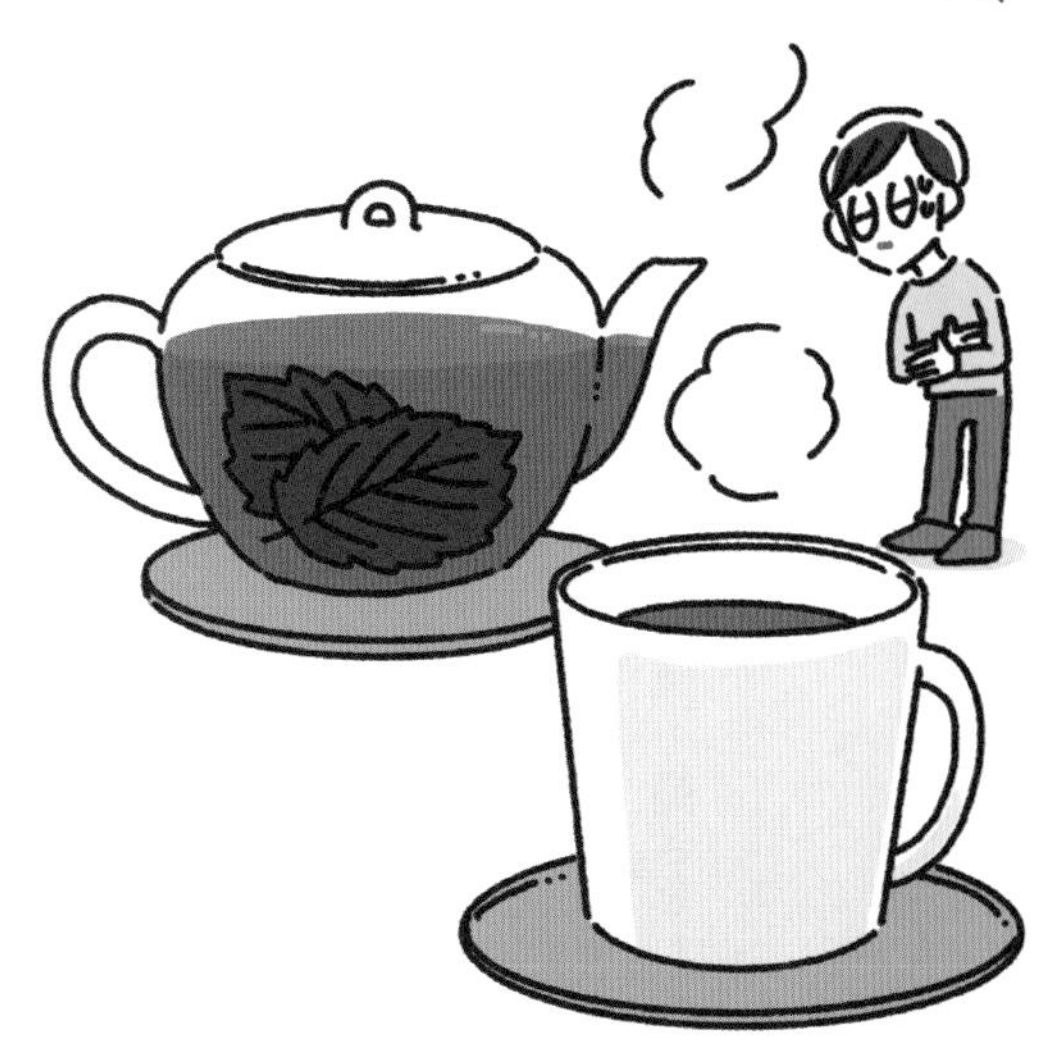

効く食材
しそ

属性 温
味 辛
体質 気滞
機能 肺・脾
効能 消化器系の働きを回復する。発汗を促す

コレもおすすめ!
梅干し…滞った余分な水分による「水毒」を消す解毒作用があります。そのまま食べるのもよし、おかゆやお湯・番茶などに入れて食べるのでもいいですね。

カゼの下痢に下痢止めは使わない。しそで脾をケア

カゼのときに起きる下痢は、湿った風やジメジメとした湿気が「湿邪（しつじゃ）」となって体内に入ってきたから。胃が痛くなったり、嘔吐、腹痛、鼻水、痰（たん）などの症状が出る場合もあります。

対策は、**体内の余分な水分を取り除きながら、胃腸の働きをととのえること。**慢性的な下痢の場合は止めてもいいのですが、カゼのときの下痢は止めないで出すことが重要です。下痢止め薬は服用し

ないようにしましょう。

おすすめのケアは「しそ茶」です。**しそは脾の働きを活性化する食材。**しその葉を細かく切って、お湯に入れて煮出して飲みます。発散作用のあるしょうがを細かく切って一緒に入れて煮出してもいいですね。

胃腸が弱っているため、負担になる油っこいもの、甘いもの、味の濃いものをとらないように気をつけてください。

下痢のときに頼りになる「重湯（おもゆ）」

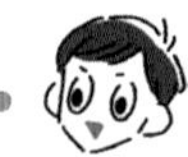

下痢には、脱水対策も大切です。排便を繰り返していると、体の水分が一気になくなるため、簡単に脱水症になってしまうのです。かといって、下痢止め薬を使うのはあまり好ましくないので、そんなときは「重湯」を飲みましょう。多量の水で米を炊き、その上澄みの汁が消化もよくおすすめです。ゆるめのおかゆでもOK。

胃腸の弱り

準備時間 20分

お腹をくだしやすい人はゆでたじゃがいもで胃腸の働きをアップ!!

おいもにそんなチカラがあったとは!!

ホカ

ホカ

効く食材
じゃがいも

属性　平
味　甘
体質　気虚
機能　脾
効能　胃腸を元気にし、疲労を回復する

コレもおすすめ！
ふかしさつまいも…さつまいもには脾・腎を補い、胃腸を丈夫にする働きがあり、腸内の水分代謝をととのえる効果も。蒸し器でやわらかくなるまで蒸せばOKです。

胃腸を温めてくれるじゃがいもで消化吸収をアップ

下痢を慢性的に起こす原因はさまざまですが、多いのは**ストレスや過労、食事の不摂生によるもの。**脾が弱まり、消化が不十分のまま排泄されたり、腸からの水分吸収がうまくいかなくなっています。元気がない、倦怠感、冷えなどを伴う場合もあります。

脾の働きを高めるのに効果があるのはじゃがいもです。**胃腸を丈夫にして気を補給したり、やさしくととのえるなどの働きがありま**

す。

「ゆでたじゃがいも」なら、鍋に水とじゃがいもを入れて火にかけておくだけでできる簡単レシピ。竹串が通るくらいにやわらかくなったら食べごろです。岩塩などの天然塩を少しかけてミネラル分を補給するのもいいでしょう。バターは胃に負担がかかるので使うのは控えたほうがいいですね。

真夏でも猛暑でも温かい飲み物を

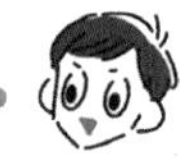

胃腸の冷えから、脾が弱って下痢になる場合もあります。冷たいもののとりすぎや、エアコンなどで体を冷やしすぎないことも大切です。お腹をくだしやすい人は、真夏でも飲み物は温かいものにしたほうがいいですね。

胸やけ
準備時間
3分

湯通しキャベツで胸やけがすっきり！

ついでに
食べすぎた失敗も
リセット〜

塩

ゴマ油

効く食材

キャベツ

属性：平

体質：気虚・痰湿

味：甘

機能：肝・脾・腎

効能：消化を促す。胃腸を丈夫にして痛みを止める

コレもおすすめ！

大根おろし…胸やけの原因が食べすぎだったら、大根おろしがぴったりです。大根は消化を高める働きがあり、とくに汁は胃酸がこみ上げてくるときに飲むと効果が出ます。

食べすぎた後はキャベツで胃をととのえてあげる

胸やけの原因もお腹をくだしやすい原因（P55）と同様にさまざまです。多くは、**食べすぎ、ストレス、過労、睡眠不足**などで胃腸の働きが弱り、消化不良を起こして胃酸がたくさん出てしまい、ムカムカしてしまうのです。甘いもの、辛いもの、味の濃いものを食べる量が増えていませんか？　そんな食生活も要因になりますから、注意してくださいね。

胸やけにはキャベツが効果的で

す。胃腸薬の原料にもなっているビタミンUを含み、胃の働きを整えます。**消化を促し、気を補う作用があります。**

「湯通しキャベツ」は、沸騰したお湯に1枚ずつはいだキャベツをさっと入れてすぐに引き上げるだけ。お湯をしっかりきって、ごま油や塩、醤油、かつお節などをかけていただきます。キャベツなら多少食べすぎても大丈夫ですよ。

食欲がないから、とりあえずサラダは×

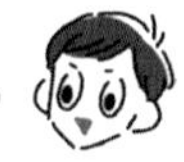

胸やけがして食欲がないとき、「とりあえず生野菜のサラダでも食べておこう」という気持ちになりませんか？　でも、ちょっと待ってください。生野菜は胃腸を冷やして余分なものを排出する力を低下させます。ドレッシングも、ものによっては胃腸の負担になることも。野菜は火を通してさっぱり味で食べましょう。

頭痛
準備時間
1分

頭痛は ねぎ塩スープで 温めて解毒する

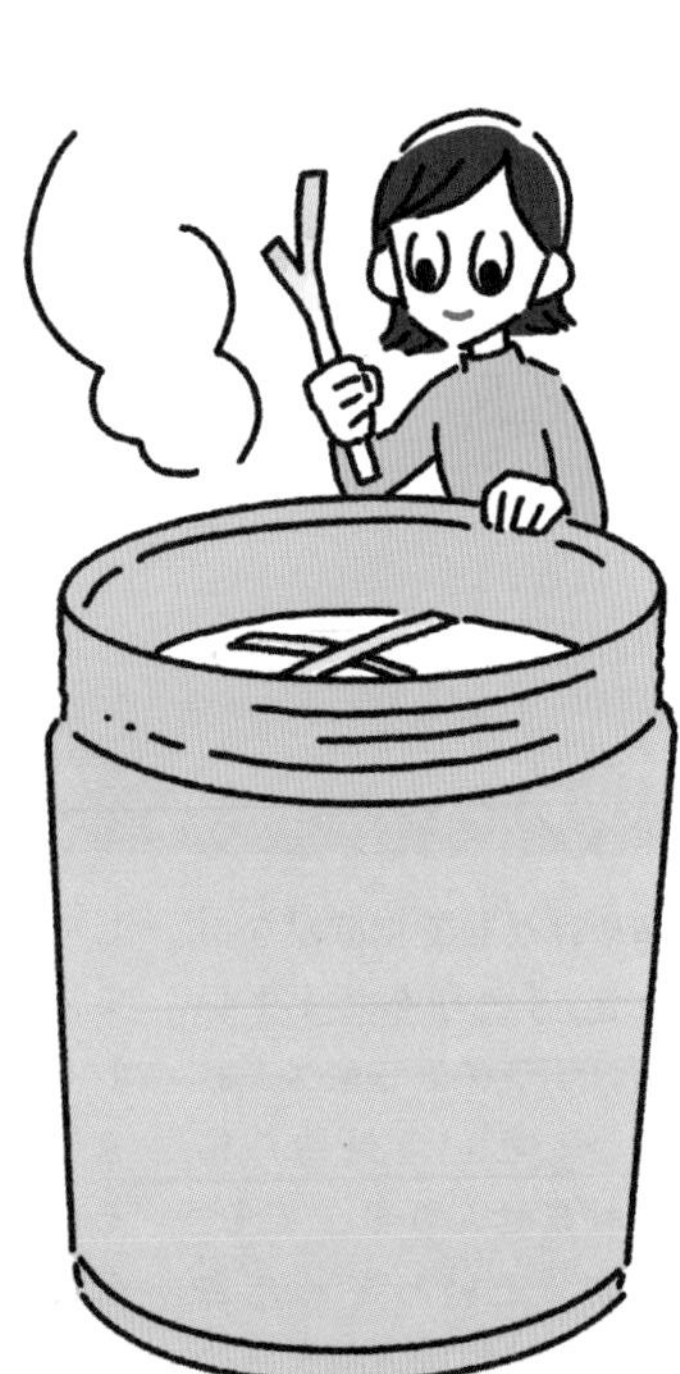

効く食材

ねぎ

属性	温	体質	気虚
味	辛	機能	肺・脾
効能	寒気を発汗で散らし、食欲を回復する		

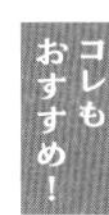

緑茶…熱っぽいときの頭痛ならば、温かい緑茶がベター。体内にこもった熱を冷まし、頭をすっきりとさせます。

体の芯を温めて冷えをなくすことが頭痛改善の近道！

頭痛の原因のひとつは、自然界に吹く風。強い北風にあたって帰宅すると、頭がひどく痛くなった経験がある人もいるのではないでしょうか。

それは風による冷えからくる頭痛です。このような頭痛を改善するにはまず風にあたらないこと。エアコンの風も直接あたらないようにしたほうがいいです。

冷えからくる頭痛には体を温める食材をとること。**発汗作用があ**

り、温めて冷えを発散、解毒作用もあるねぎはうってつけです。スープジャーに、細かく切ったねぎを入れてお湯を注ぎ、塩を少々加えて完成する「ねぎ塩スープ」を頭痛のときのおともに。

頭痛には**血(けつ)の不足**（月経や貧血など）やストレス、過労などの内的要因のものもあります。また、胃腸の弱りや不摂生な食事によって、体内の不要物がたまって引き起こすこともあります。

菓子パンをやめてみませんか？

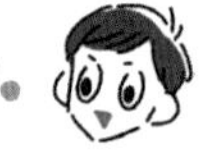

頭痛の原因が胃腸の弱りや、不摂生の場合は、食事に問題あり！　甘いもの、味の濃いもの、油っこいものなどを食べすぎていませんか。このような過食をすることで、体内にドロドロの不要物がたまり、それが頭に流れ着いて頭痛のもとになることもあります。朝食に菓子パンなどを食べるのはやめたほうがいいです。

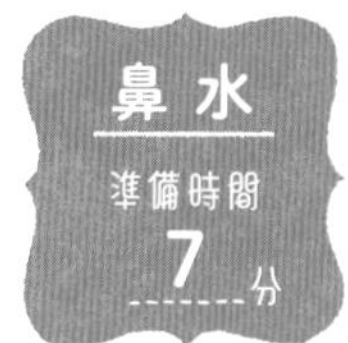

ドロドロした鼻水には皮ごと焼きバナナを食べる！

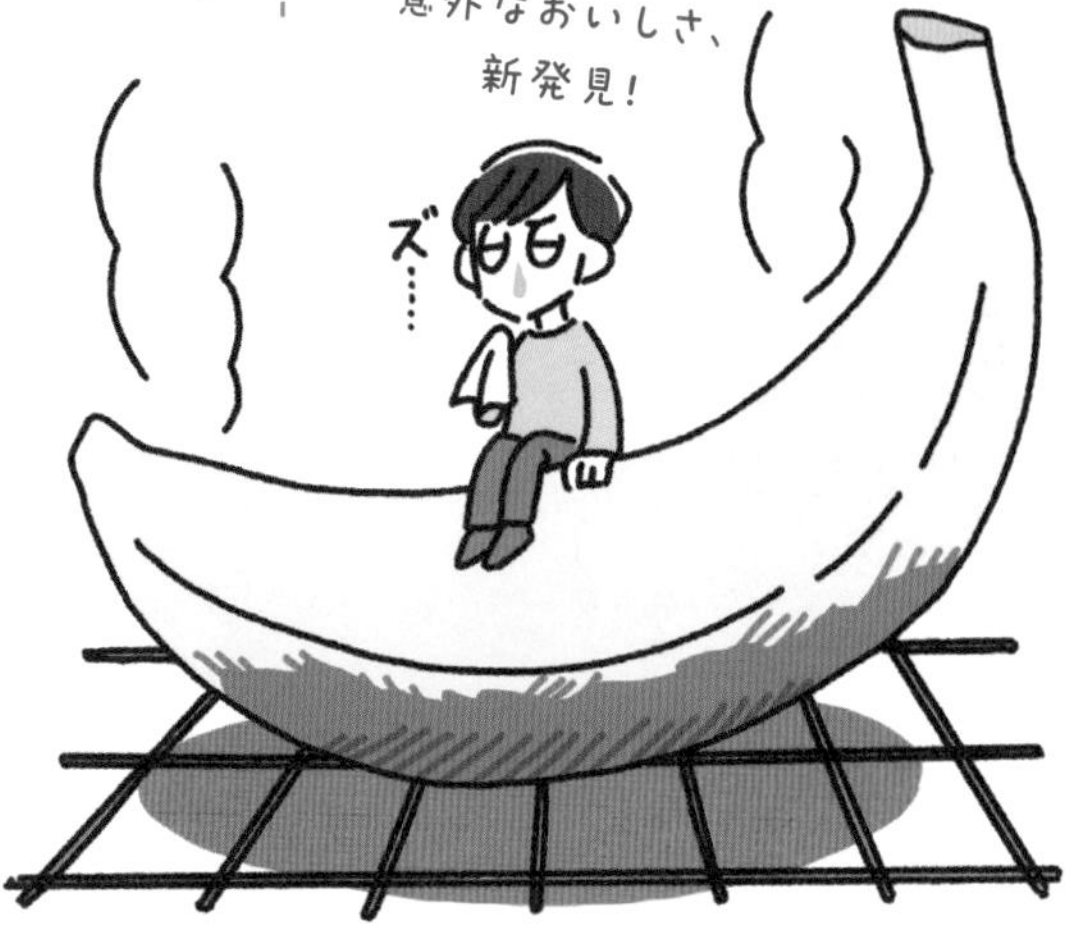

バナナの意外なおいしさ、新発見！

ズ……

効く食材

バナナ

属性：寒性　体質：陰虚
味：甘　機能：肺・脾
効能：体内にこもった熱をおさめ、便通をよくする

コレもおすすめ！
セロリの炒め物…セロリも体の熱をとる食材です。斜め切りしたセロリを油でさっと炒めて、塩少々で味付けします。栄養成分は葉にも多く含まれているため、葉も捨てずにしっかり食べましょう。

ドロドロは冷やし、水っぽいサラサラは温めるのが鉄則

鼻水が黄色っぽくドロドロと粘りがあるタイプの場合は、鼻やのどなどの呼吸器系を支配している肺が弱って、熱をもっていると考えられ、不要物の停滞も見られます。

熱を冷ますおすすめの食材はバナナ。**バナナには、体内にこもった余分な熱を冷まし、便通を促す作用があります。**そのまま食べてもいいのですが、バナナは冷やす力がとても強いので、その力を少

しゅるめるために「皮ごと焼きバナナ」にします。アルミホイルの上にバナナを皮ごとのせて（皮をむくとドロドロになるので注意）、オーブントースターで7〜8分焼きます。濃厚になっておいしいです。

もし、水っぽいサラサラした鼻水ならば、原因は冷え。逆に体を温めることが大切になってきます。ねぎ、しょうが、パクチー、しそ、シナモン、唐辛子など体を温める食材をとりましょう。

黄色い鼻水＋目が赤い＝ストレス過多！

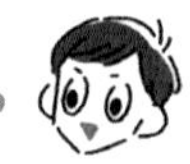

黄色くドロドロと粘りのある鼻水が出た場合、目のチェックもしてください。白目が赤く血走っているときは、ストレスが原因で熱がこもっていることもあります。ほかにイライラしたり、口が渇いたり、お腹にガスがたまりやすくなったりも。まずは熱を冷ます食材をとり、ストレスを減らす柑橘（かんきつ）類をとるようにしましょう。

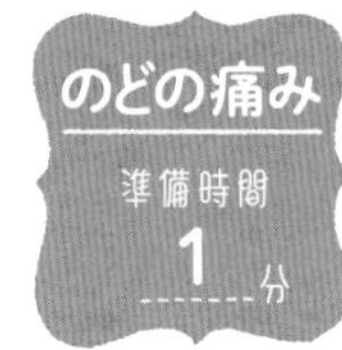

豆腐でのどの乾燥と熱をとる

お薬に頼らない分、ちょっといい豆腐を

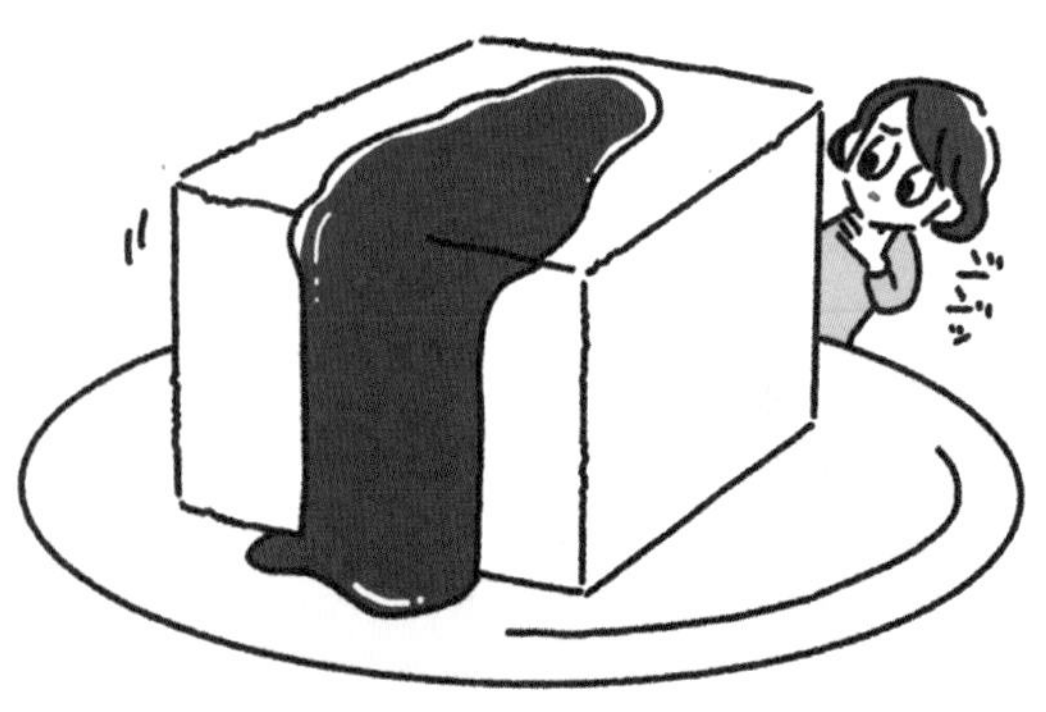

効く食材

豆腐

属性：涼
体質：気虚・陰虚
味：甘
機能：脾・肺
効能：体内にこもった熱をおさめ、臓腑を潤す

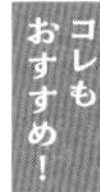

れんこんのおろし汁…れんこんには呼吸器系の炎症を鎮め、潤いを補って乾燥を改善する効果があるとされています。生のれんこんをすりおろし、その汁を飲みます。

しょうがやねぎなど薬味はのせずに豆腐そのままを食べる

のどの痛みは、風が「熱邪（ねつじゃ）」や「燥邪（そうじゃ）」を連れてきて炎症を起こしたことが原因。熱をとり、潤いを与えることが大切です。

豆腐には、体内にこもった熱をおさめ、体を潤す働きがあります。また、唾液などの分泌を促して口の渇きを解消する作用も。おすすめは何の調理の必要もなく食べられる「豆腐」。ただし、冷や奴のように冷たいと胃腸へ負担をかけてしまうため、食べる1時間以上

前には冷蔵庫から出して**常温で食べます**。ふだんなら薬味にしょうがやねぎをのせるところですが、この2つは体を温める作用があるため、逆効果。のどが痛いときは薬味なしで、かつお節と醤油少々で食べてください。寒さを感じている人は、湯豆腐にして食べても構いません。

マスクや加湿器などを使い、乾燥を防ぐ工夫も心がけるようにしましょう。

のどの痛みに、はちみつ大根は合っていた！

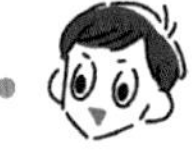

切った生の大根にはちみつをかけた「はちみつ大根」。昔から民間療法として、のどが痛いときに食べるといいといわれてきました。漢方で見ると、大根には呼吸器系を潤してせきを止める力があり、はちみつには乾燥を防ぐ働きがあります。つまり、乾燥で痛くなったのどに、はちみつ大根は効果的ということなのです。

めまいはえのき氷で元気を補う！

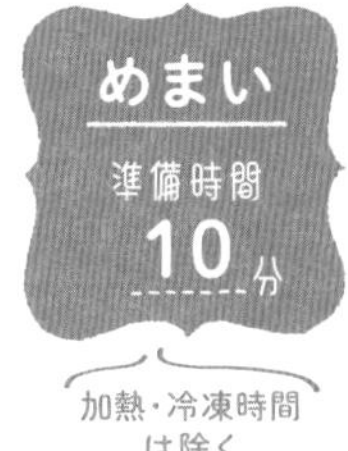

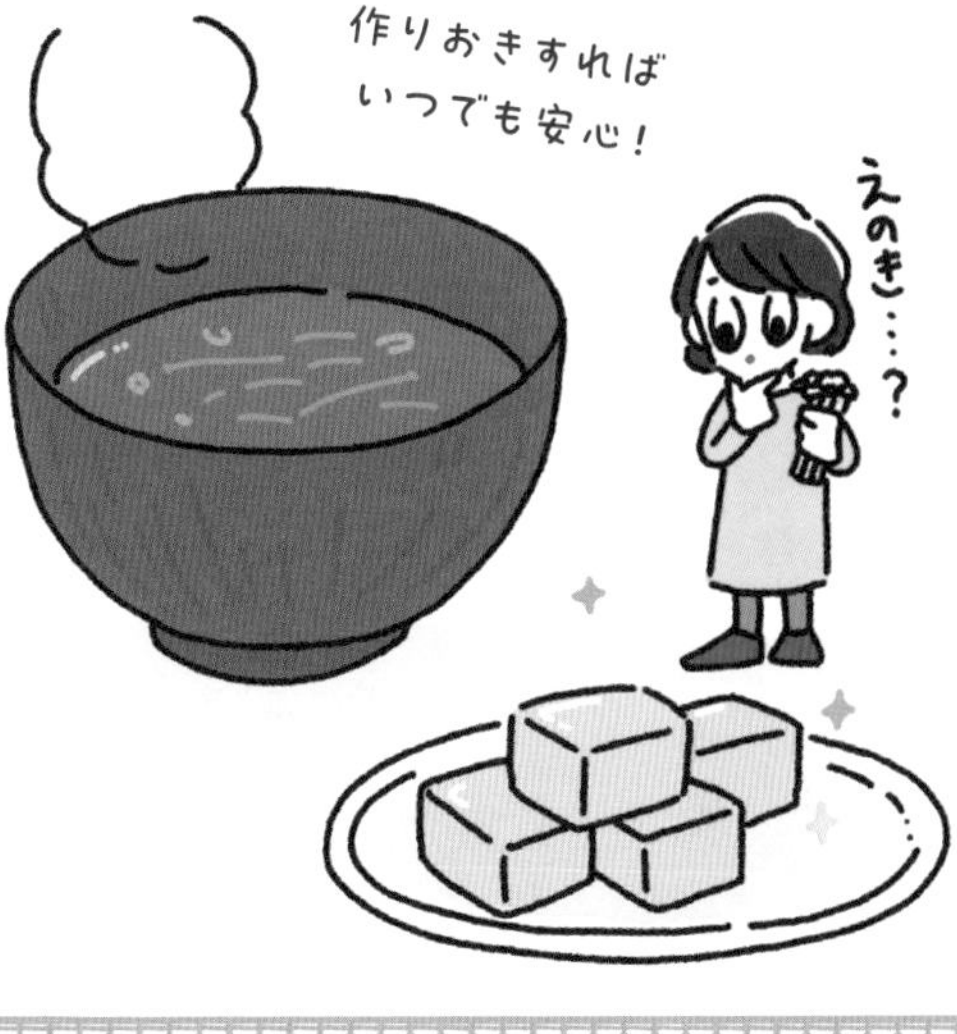

加熱・冷凍時間は除く

作りおきすれば
いつでも安心！

えのき…？

効く食材

えのき

属性：平

体質：気虚・陰虚

味：甘

機能：脾・肺

効能：元気を補い、呼吸器系を潤す

コレもおすすめ！

わかめのみそ汁…過食で不要物が体内にたまり、胃腸が弱ることでめまいが起こることもあります。海藻類は体内に不要物をためない食材。わかめなどの海藻類をたっぷり入れたみそ汁を食べましょう。

えのきを効果的にとり元気を補う！

めまいには脳が関係しています。胃腸が弱って不要物がたまると、めまいが起こります。脳に栄養がいかず、正常に機能しなくなることで起こるめまいもあります。

つまり、不要物がたまっている人は出さないといけないし、必要なものが足りない人は足さなければいけないということ。

不要物がたまっている場合は、頭がターバンを巻いたように重いめまいになることがあります。こういうめまいには、**脾の働きを高め、滋養力がつくえのきがおすすめです。**

えのきと水をミキサーにかけたものを弱火にかけ、かき混ぜながら30分~1時間煮ます。冷めたら製氷皿に入れて冷凍。みそ汁やスープなど何にでも入れましょう。

エネルギーが足りずに立ちくらみが起こる場合は、えび、レバー、羊肉、山いもなどの食材がおすすめです。

怒りやすい人はめまいに注意!

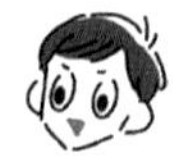

熱がこもりやすい人は、怒りでカッとなってめまいを起こすことがあります。怒りやストレスによるめまいには、「香り」がおすすめです。ストレスがたまるということは気のめぐりが悪くなっているということ。香りを使って気をめぐらせましょう。香味野菜や柑橘類を食べたり、お香や精油などを楽しむのもいいですね。

貧血・
立ちくらみ
準備時間
0分

貧血の立ちくらみには素焼きアーモンドで血をつくる

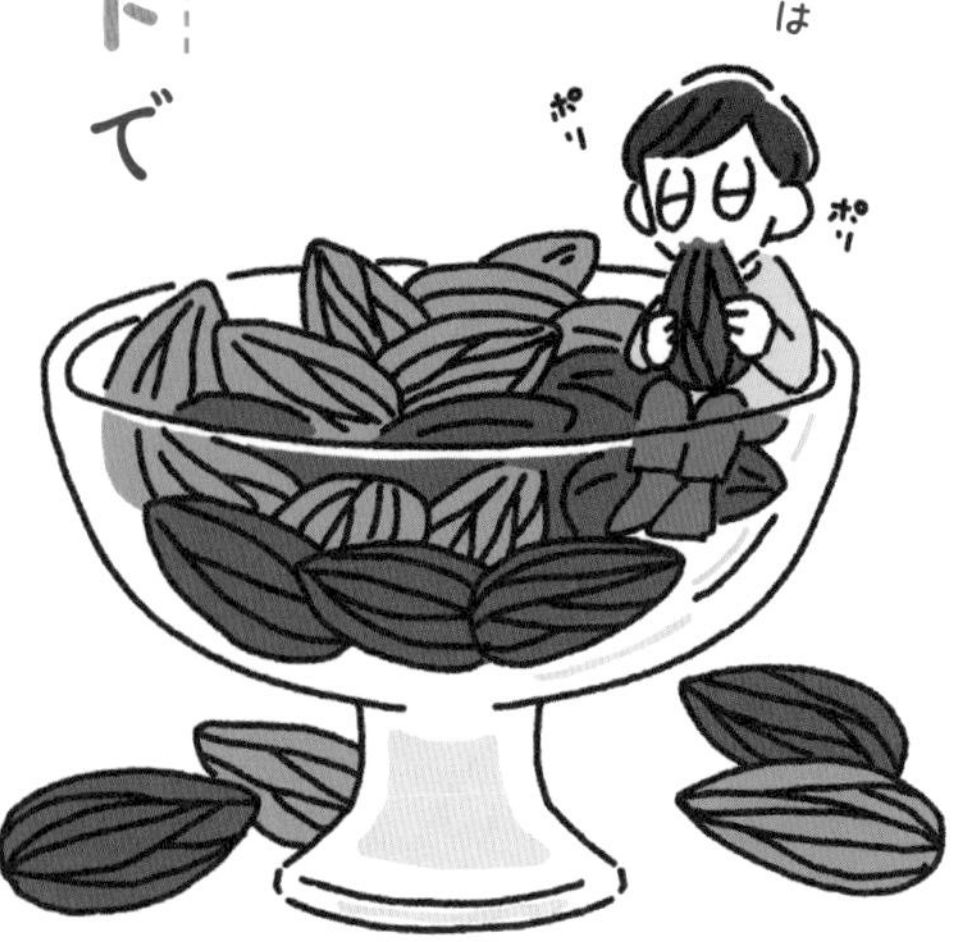

効く食材

アーモンド

属性	平	体質	血虚・陰虚
味	甘	機能	心・肝・肺

効能　胃腸を元気にして血を補う。腸を潤して便を出す。肺を潤して、咳や痰を減らす

コレもおすすめ！　鉄の調理器具を使う…血液に必要なのが鉄分。調理道具を鉄製にすれば、そこから鉄分を補給できます。フライパンや鍋、鉄瓶など、最初は重いと感じるかもしれませんが、毎日使えば慣れるものですよ。

アーモンドには胃腸をととのえて血をつくる働きがある

貧血は酸素を運ぶヘモグロビンが不足している状態のこと。ちょっと歩いただけでゼーゼー、ハーハーと動悸や息切れがしたり、すぐに疲れる、頭痛、冷えなどの症状があらわれます。立ちくらみもそのひとつで、心臓が血液不足を補おうと過剰に働くために起きます。女性の場合は、月経や出産などでの出血、妊娠や授乳によっても起こりやすくなります。

貧血は「血虚」（Ｐ２０２）の

体質に多い症状ですが、しっかり働ける血をつくることが大事です。レバー、イワシ、シジミ、小松菜などは血液をつくる鉄分が豊富な食材として有名ですね。

ここでおすすめするのは「素焼きアーモンド」。栄養価が高く、**肺を潤す、精神を安定させる、足腰を強める、便通をよくする**など、効能が多岐にわたる中に、**胃腸をととのえて血を増やす働きがある**のです。

赤血球は120日間で入れ替わる！

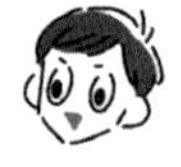

人間の血液の量は体重の約１／13、赤血球の寿命は約120日といわれ、約４か月で赤血球が入れ替わるということになります。そのため、赤血球を増やすための食材をとるならば、最低でも１２０日は続けることが大事となります。女性は月経での出血もあるため、血をつくるのにもう少し時間がかかるかもしれませんね。

便秘
準備時間
10分

きゅうりのしょうが炒めで便秘を解消!!

一年中安価な野菜の代表選手！

効く食材 きゅうり

属性：涼　体質：陰虚
味：甘　機能：脾・心
効能：体にこもった余分な熱をおさめる。利尿作用。潤いを補う

コレもおすすめ！ ニラのおひたし…ニラには便通を促進する食物繊維が豊富で、腸内の老廃物をからめとって排出する力があります。熱湯でさっとゆでたおひたしに、かつお節と醤油をかけていただきます。

胃腸のトラブルと体の潤い不足が便秘を引き起こす

漢方には「一日一便」という言葉があり、基本的には毎日便通があるのがよい状態とされています。毎日ではなくても3日以上便通がなかったり、残便感がある、便が出にくいなどの苦痛があれば、それはまぎれもなく便秘です。

便秘は熱、冷え、気の流れの悪さ、血（けつ）の不足などにより潤いを失い、胃腸の働きが低下して起こるものと考えます。その原因はストレス、偏食や過食などじつにさま

ざま。それらの原因を取り除くことが便秘改善への糸口になります。

おすすめは「きゅうりのしょうが炒め」。**きゅうりには体にこもった熱をおさめる働きがあるうえに、たっぷりの水分が含まれているため、潤いを補給してくれます。**きゅうりの冷やす性質をやわらげるしょうがと一緒にさっと炒め、塩こしょうで味付けをします。

温かいきゅうりもなかなかおいしいものですよ。

コーヒーを飲むと、うんちがしたくなる説

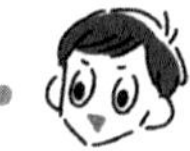

コーヒーを飲むと便意をもよおすという人、わりといるのではないでしょうか。確かにコーヒーの苦味が便秘に効果があるともいわれています。しかし、コーヒーは体内に熱をこもらせてしまい、潤いを消耗してしまう性質があります。かたいコロコロした便が出る人は、飲むのを控えたほうがいいですね。

花粉症はきんぴらごぼうで胃腸をととのえる

花粉症
準備時間
15分

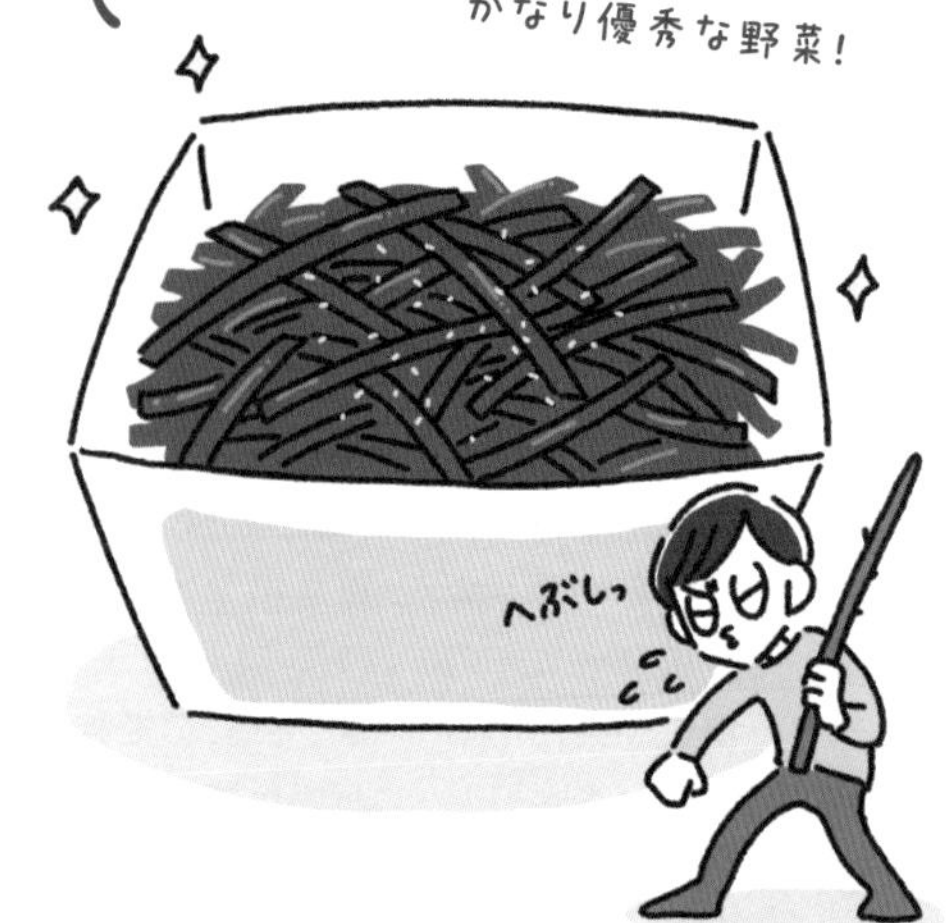

効く食材
ごぼう

属性：涼　体質：痰湿

味：甘・苦　機能：肺・脾

効能：便通を促す。こもった熱をとり、炎症やかゆみを鎮める

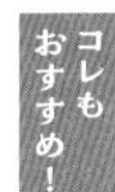

ごぼう茶…洗ったごぼうを皮ごとささがきにして、5～6時間天日干しに。それをフライパンで5分ほど乾煎りしたらできあがりです。これを煮出して飲みます。

本当に大切なのは バリアエネルギーを高めること

外敵から身を守るエネルギーの不足が花粉症のおもな原因です。肺や脾が弱っている人は、症状が出やすく、悪化しやすくなります。

胃腸を整えるためには、まず食事に気をつけること。加熱した野菜や海藻類をたっぷり入れたさっぱり味の食事をとりましょう。

目のかゆみなどが出たら、それは炎症が起きている証し。炎症を抑える食材をとる必要があります。

胃腸をととのえながら炎症を抑える力もあるのがごぼうです。ごぼうは中国では古くから生薬として用いられています。「きんぴらごぼう」ならば、お惣菜として手軽に買うことができるし、油で炒めて、醤油、砂糖少々、酒で味付けするだけなので簡単につくることもできます。

油・甘・冷はNG!

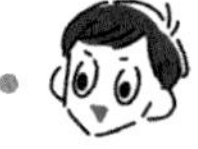

鼻水やくしゃみ、かゆみなど、花粉症の症状で悩んでいるときは、消化を担う脾に負担のかかる油っこいもの、甘いもの、冷たいものは避けてください。たとえば、揚げ物、肉、ポテトチップス、チョコレートやケーキ、アイスクリーム、冷たいビール……。完全に断ち切るのは難しいかもしれませんが、これらをいつもより控えめにするだけで、症状はだいぶ軽くなると思います。マスクやうがい、手洗いだけではない、「食事の花粉症対策」をしてみませんか?

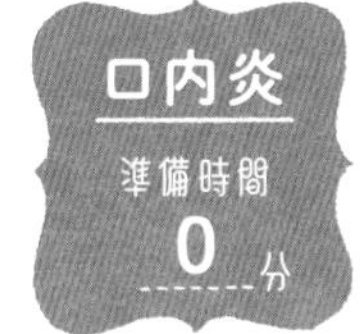

口内炎は いちごを食べて 余分な熱をとる

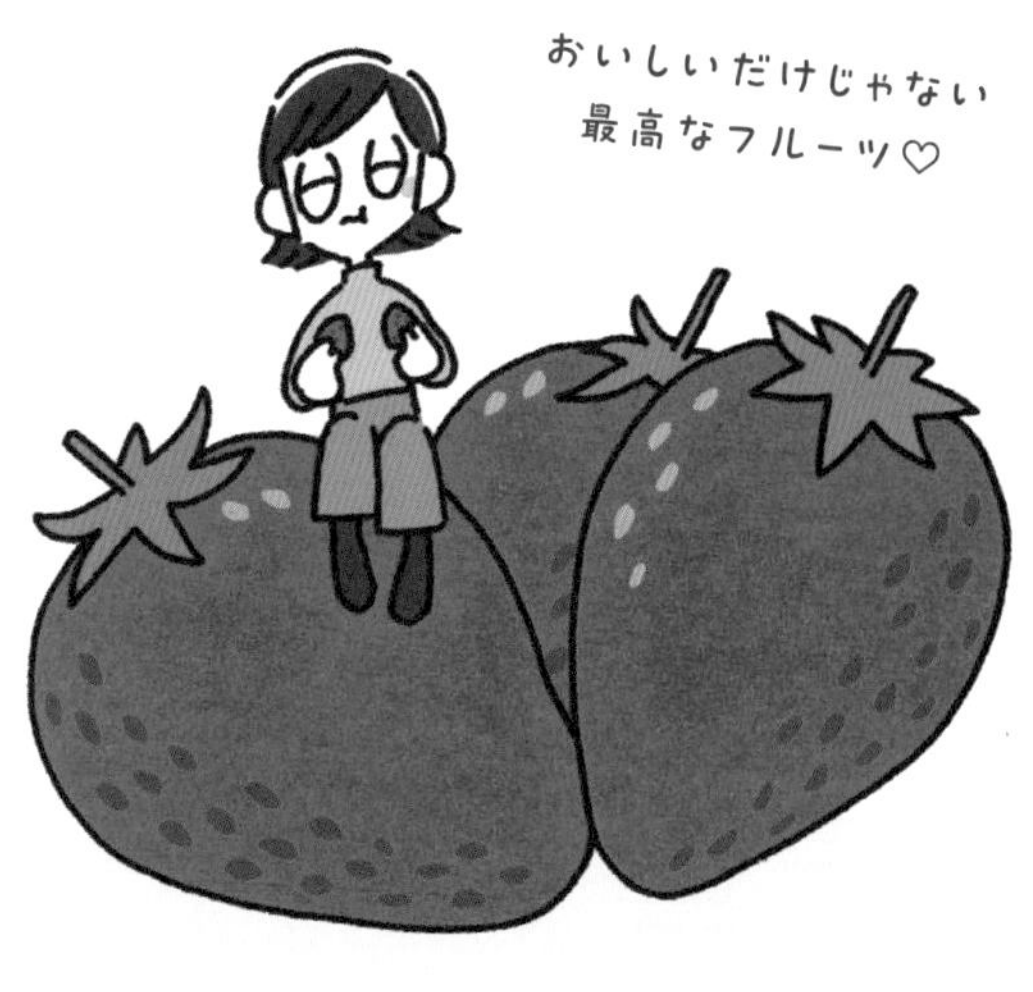

効く食材

いちご

属性　涼
体質　陰虚・気虚・血虚
味　甘・酸
機能　肺・脾・肝
効能　口や呼吸器系を潤す。余分な熱をとり、炎症を鎮める。元気を補う

コレもおすすめ！

キウイフルーツ…体の余分な熱をとり、熱を冷ますことでイライラを改善する効果が。利尿作用も高く、胃の調子をととのえたり、免疫力アップも期待できます。

口内炎は口の中の病気ではなく体の不調のサイン

口の中の粘膜に炎症が起きる口内炎。漢方では、炎症は熱のトラブルと考え、単に口の中の病気ではなく、体の不調が口にあらわれたと捉えます。

不調の原因はストレス、偏った食事や過食、過労や睡眠不足などさまざまですが、それらの理由で脾、または心に熱がこもってしまうのです。胃腸にやさしく、熱を冷ます食材をとるようにしましょう。

「いちご」は体の余分な熱をおさめて、ストレスを解消するフルーツ。そのまま食べるのがいちばんですが、体が冷えている人や下痢をしている人ならば、「焼きいちご」もおすすめです。アルミホイルの上にヘタをとったいちごをのせ、オーブントースターに入れて待つこと1〜2分。甘さがすごく増しておいしくなります。のどのケアや空せきにもいいですよ。

潤い不足が原因の口内炎もある

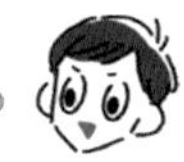

口内炎は熱がたまって起こるほかに、潤い不足で起こる場合もあります。この口内炎は、炎症が小さめで、繰り返す慢性的なものが多いのが特徴。潤いが減るのは、夜ふかしや偏食などがおもな原因のため、早く寝て潤いを補う食材をとりましょう。きゅうりやスイカなど、熱を冷まして潤いを補うものを食べてくださいね。

Column

あなたの舌は、体の鏡です

漢方では、舌は「内臓を映し出す鏡」と考えられ、舌の状態を見て体の調子を診る「舌診」という方法があります。舌そのものの色調（舌色）、大きさや形（舌形）、舌の表面につく苔（舌苔）の状態などを観察することで、体の中の状態や病気の性質がわかるのです。

舌診で観察するおもなポイントは、①色調②形③動き④苔。

①色調……健康時は淡い紅色。赤や紫、青色になっていないか？　紫色の斑点などが出ていないか？

②形……健康時は唇の幅よりやや小さめ。腫れたりやせ細ったりしていないか？　縁に歯形、表面に亀裂などがついていないか？

③動き……健康時はベロッとまっすぐに出る。変なこわばりや震えはないか？

④苔……健康時は薄い白色。分厚くなっていたり、黄色くなっていたりしていないか？

朝起きて、歯を磨くときに、舌をベロッと出して観察してみてください。前日の食事の内容や体調などで舌の状態が変わることに気づくはずです。

193ページに「体質チェックリスト」がありますが、6タイプの体質は、もちろん舌にもあらわれます。

☑**気虚**……舌は色が淡く、全体的に厚い。腫れぼったく、歯形がついている。

☑**血虚**……舌はややせて薄い。色は淡白で、苔は薄く少ない。

☑**陰虚**……舌に溝や割れ目があり、色は深紅。苔はないか、少ない。

☑**気滞**……舌の縁が赤い。歯形は少ない。

☑**瘀血**……舌の縁や裏に青紫、または暗い紅色のしみがある。色は紫。舌の裏の静脈が怒張している。

☑**痰湿**……舌の縁に歯形があり、大きく腫れぼったい。色は淡白。苔は白か黄で、分厚く、粘りがある。

3章

疲れ・だるさに効く食材&食べ方

回慢性疲労
回体が重い
回肩こり
回むくみ
回夏バテ

回食欲不振
回二日酔い
回目の疲れ
回足がつる

疲れ・だるさ

傾向と対策

油っこい＆甘いものは控える

疲れやすい、だるい人は、エネルギー不足と考えられます。気を補う食べ物が欠かせません。牛肉や鶏肉などの肉類やえび、うなぎは食べるとすみやかに気を充実させる働きがあります。かぼちゃ、玉ねぎ、ニラ、じゃがいも、しょうが、ねぎなどたくさんの野菜と一緒に、不足した気を補いましょう。

また油っこいもの、甘いもの、刺激の強いものは控えるようにして、よく噛んで食べてください。肩こりは、血がドロドロで流れにくいことが原因ですが、食事を見直せば改善します。加熱した野菜やきのこがたっぷりのみそ汁を毎日とるようにしましょう。米にはと麦を混ぜて炊くのも、簡単でおすすめです。

助けて！ 櫻井先生②

がんばりすぎ？

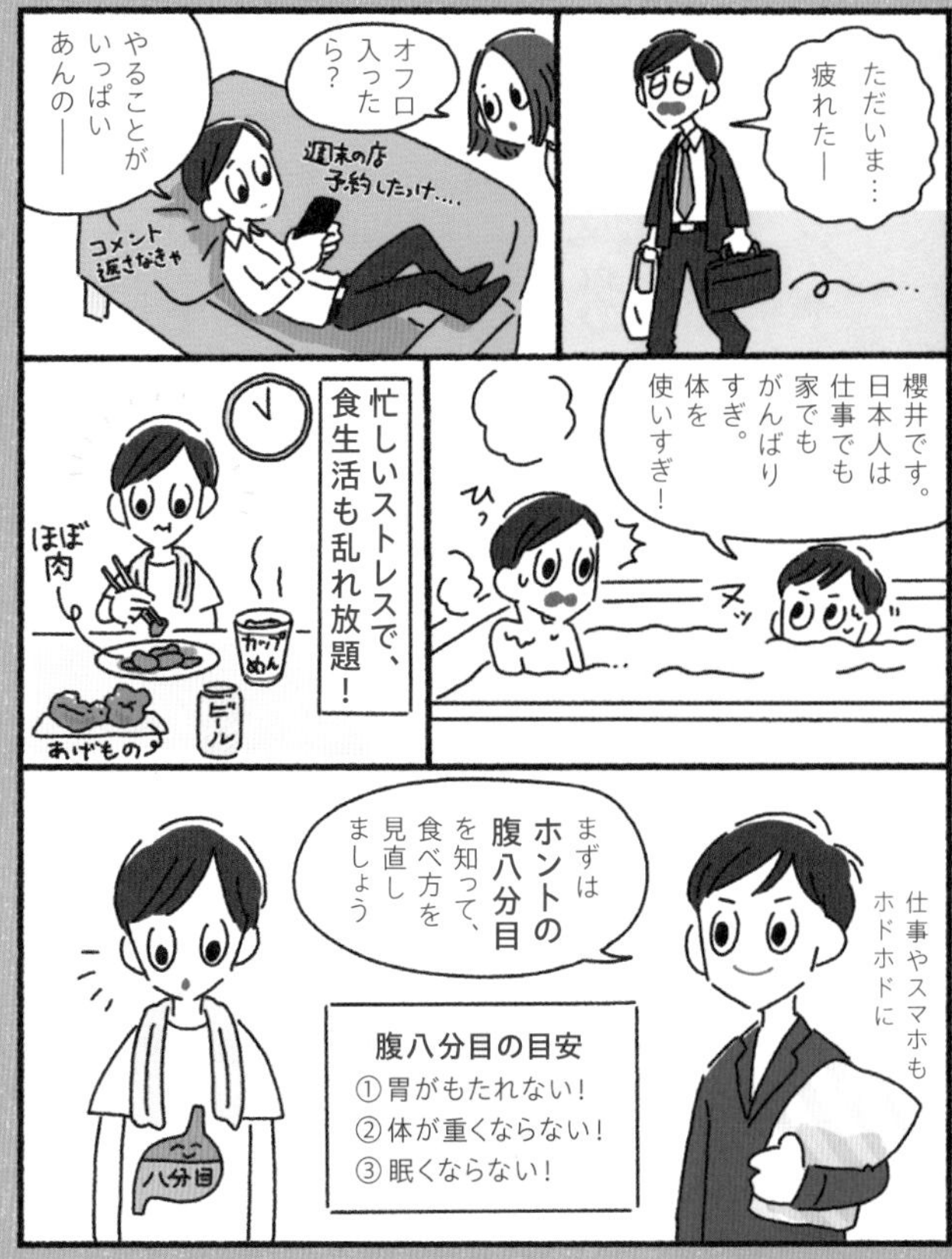

慢性疲労

準備時間 10分

煮る時間は除く

慢性的な疲労は鶏肉の水炊きでエネルギーチャージ！

いちばん簡単な鍋料理といえばコレ!!

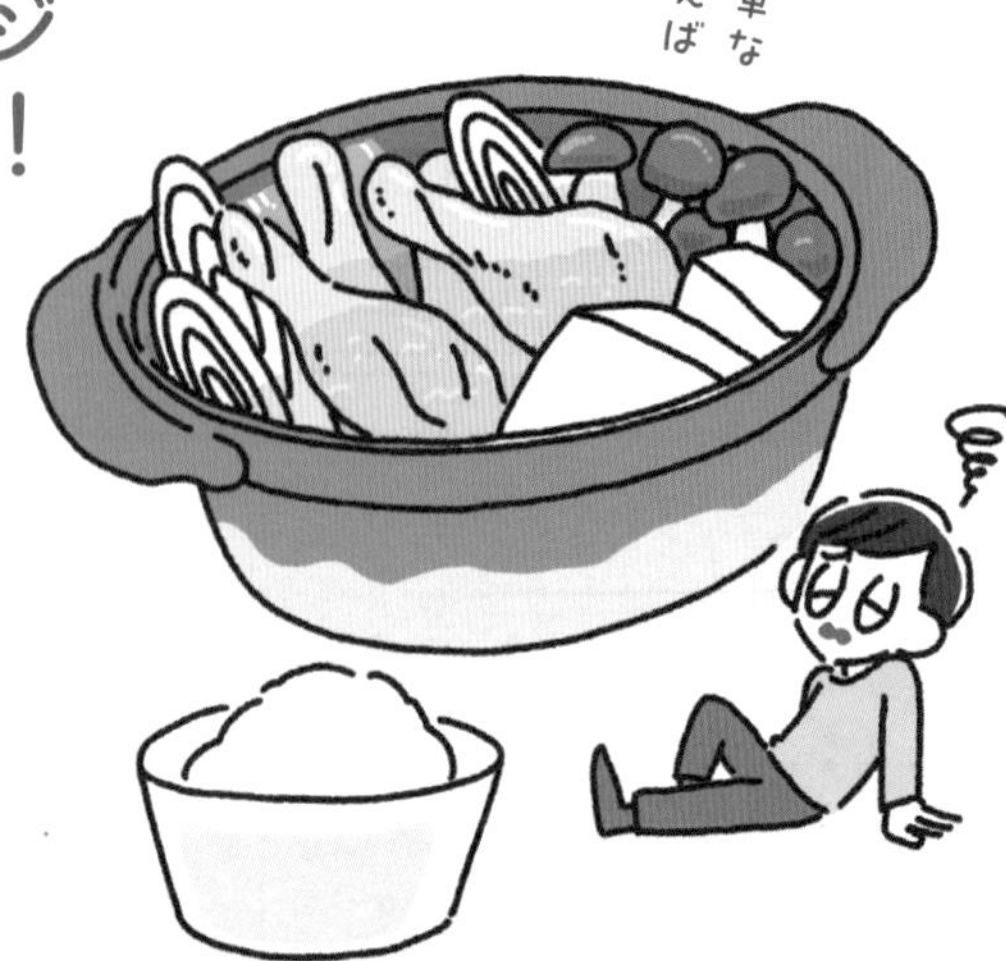

効く食材

鶏肉

属性 温　　体質 気虚

味 甘　　機能 脾

効能 疲労を回復する。骨を強くする

コレもおすすめ！

黒豆と豚肉の煮込み…滋養強壮になって全身にエネルギーを運んでくれます。水で戻した黒豆と、焼き目をつけた厚切りバラ豚肉、水、酢少々を鍋に入れ、弱火で1時間煮込む。塩や醤油で味付けすれば完成！

鶏肉は胃腸を温めて気を補ってくれる

疲れやすく、なかなか疲れがとれないのは、エネルギーが不足している証拠。食べたものを消化吸収し、全身にエネルギーを送り出し続ける運搬器官の**脾の働きを活性化させ、気を補う食材をとることが大切です。**

鶏肉は脾の働きを助け、胃腸を温めて、疲労回復に効果的。鍋に水と昆布を1切れ入れ、30分ほど放置。昆布を取り出し、火にかけて沸騰したら手羽先かぶつ切りにした鶏肉を入れ、中まで火が通ったら「鶏肉の水炊き」の完成。ポン酢でいただきます。締めにエネルギー源となる炭水化物が豊富なお米（白米）を入れてもいいですね。

朝に体温より冷たいものをとると、エネルギーを消費し、疲れる要因になるので注意。

何より大切なのは疲れを「ためない」こと

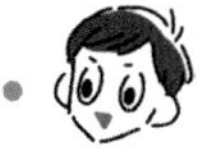

いつも疲れているのは、単純に働きすぎのこともじつは多いのです。体をリセットする時間をもてない現代人は少なくないのではないでしょうか。どんなに自分で健康だと思っていても、休息もなく働きすぎては疲れが抜けるわけがありません。気づいたときには取り返しのつかない状態になることも。こまめに疲れをとれば大きな不調を予防することにつながります。仕事に打ち込むのはいいですが、がんばりすぎずにきちんと休むことも必要ですよ。

体が重い
準備時間
5分

体が重いときはとうもろこしで体にたまった湿気を撃退！

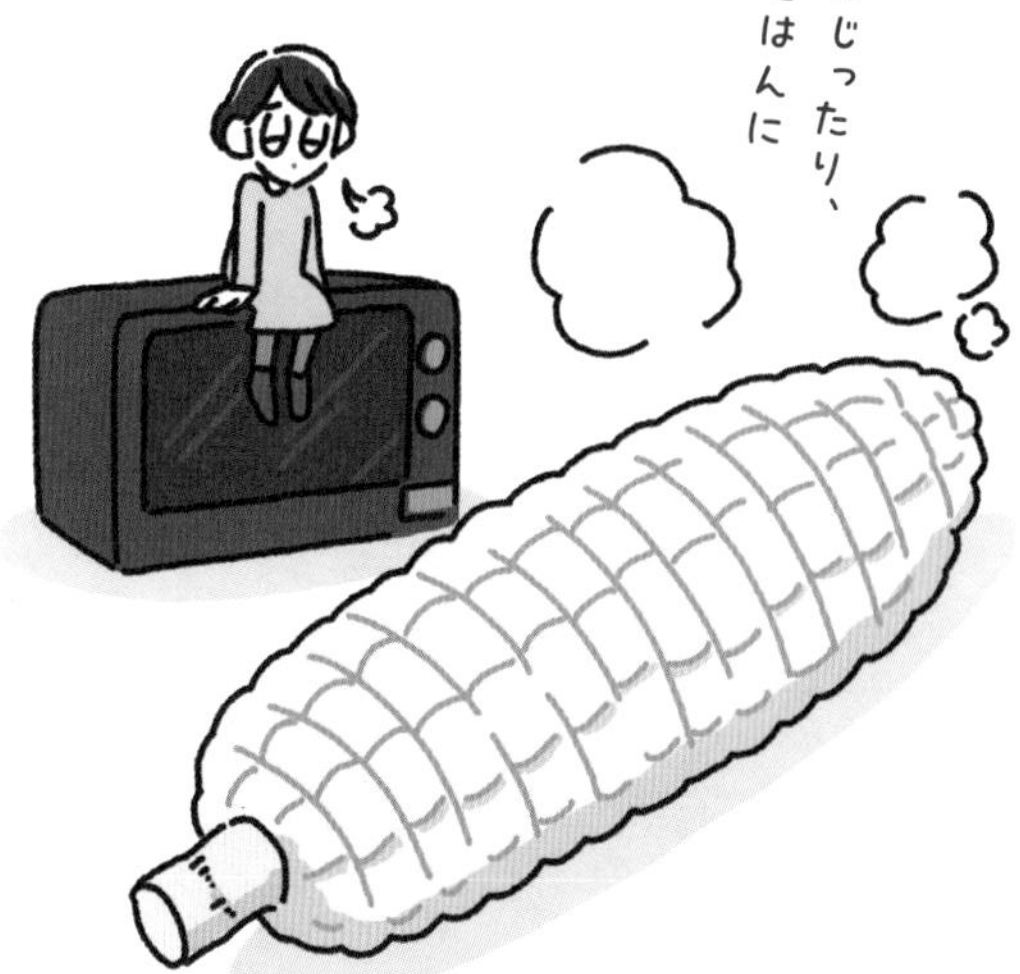

効く食材

とうもろこし

属性　平

体質　気虚・痰湿

味　甘

機能　脾・肺

効能　胃腸の働きを回復させる。むくみを軽減する

コレもおすすめ！

とうもろこしのひげ茶…とうもろこしを皮ごと買うとついているモシャモシャした“ひげ”は、尿の排出をよくする作用があり、生薬にも使われるほど。白いひげをフライパンで乾煎りし、煮出して飲みます。

だるさをとるにはとうもろこしをレンチンするだけ

体が重く、だるく感じるのは「湿邪（しつじゃ）」のせいです。湿邪には、増えすぎた大気中の湿気である「外湿」と、体内で生まれた「内湿」の2種類があります。

雨が降れば外湿が高くなります。雨の日や曇りでジメジメとした日、梅雨どきに体がだるくなるのは、外湿の湿邪が体内に入り込むからです。

内湿は飲食の不摂生が大きな原因です。冷たいもののとりすぎや、

水分のとりすぎで脾の機能が低下。水分の吸収と運搬がうまくできなくなって、余分な水分が体の中にたまって内湿となり、体を重くするのです。

とうもろこしは水分代謝を活発にする食材。利尿作用もあり、消化不良や食欲不振を解消する働きがあります。ラップなしでそのまま電子レンジに入れて5～6分。これなら体が重くてやる気が起きないときでもできそうですよね。

「冷たいもの」はアイスや氷入り飲料だけではない

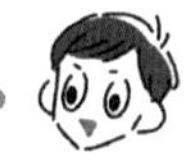

「冷たいものをとらない、とりすぎない」。この本の中でも何回も出てきます。ところで、冷たいものって、アイスクリームや氷の入った飲料などと思っていませんか？ 常温で飲んでいるから大丈夫と思っていませんか？ 体温より低い温度のものは体にとってすべて「冷たいもの」になります。気をつけてくださいね。

肩こり

準備時間
5分

小松菜のおひたしが肩の血行をよくする

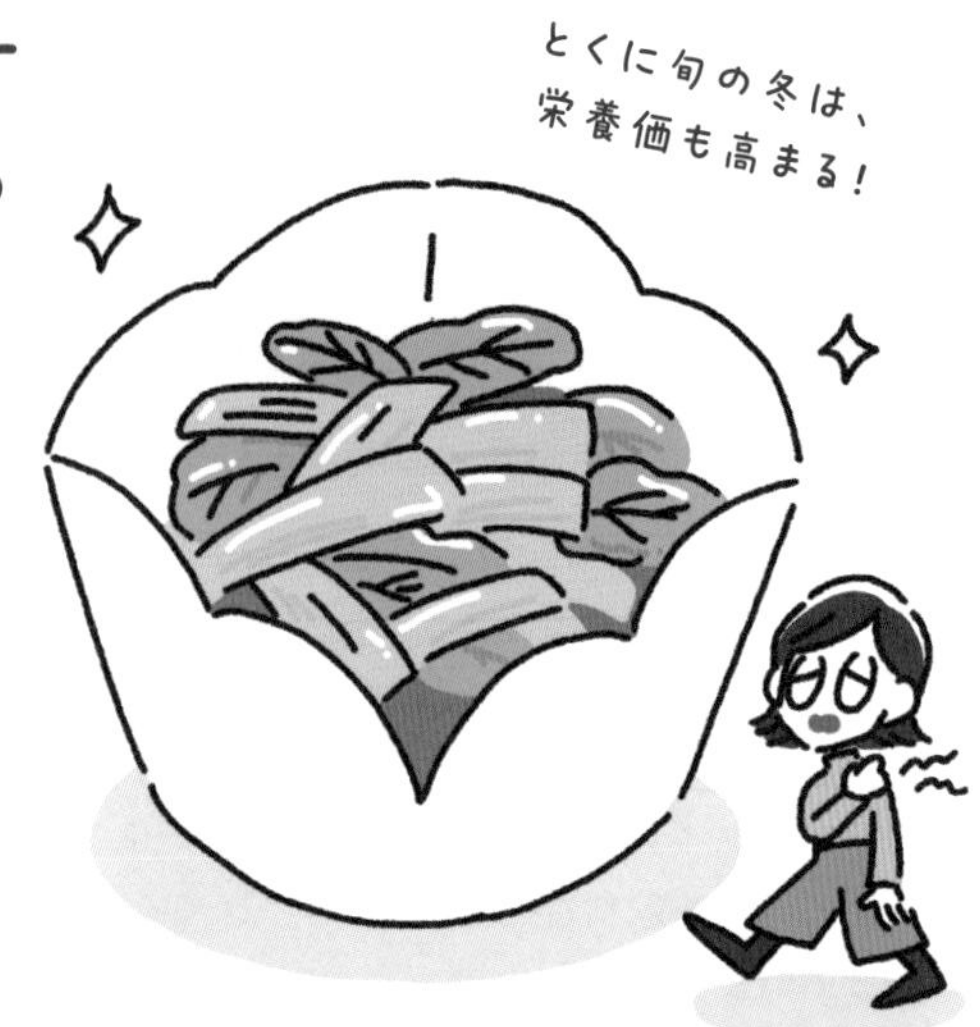

効く食材

小松菜

属性	平	体質	瘀血・痰湿
味	甘	機能	脾

効能　こもった熱を冷ます。胃腸の働きを回復させる

コレもおすすめ！　玉ねぎのスープ…体を温め、血液をサラサラにしてめぐりをよくする玉ねぎ。スライスした玉ねぎを炒め、水を加えて3～4分煮て、塩とこしょうで味を調えます。

こりには血流をよくする小松菜を！

肩こりの原因は血行不良。そのもととなるのがストレスや疲労、目の疲れ、偏食や暴飲暴食、冷えなどです。

ストレスや疲労がたまると、エネルギーのめぐりが悪くなるので、血流も同時に悪化します。目を使いすぎると血（けつ）を消耗し、血流障害に。偏食や暴飲暴食をすると体内に不要物がたまり、血がドロドロになって流れにくくなります。冷えると筋肉が収縮して血流も悪化。

水分代謝が悪く、余分な水分がたまって冷え、こりを感じることも。**小松菜にはドロドロと悪くなった血をきれいにする力があります。**沸騰したお湯に小松菜を入れてさっとゆでで、水気を絞り、かつお節をたっぷりかけておひたしでいただきます。醤油は塩分が高いので控えてください。

肩をぐるぐる回すだけでこりを未然に防げる

デスクワークなどでずっと同じ姿勢でいると、筋肉が緊張状態になり、血管が収縮して血行が悪くなります。1時間に1回は深呼吸して肩を回したり、伸びをして、滞った血流をよくしましょう。

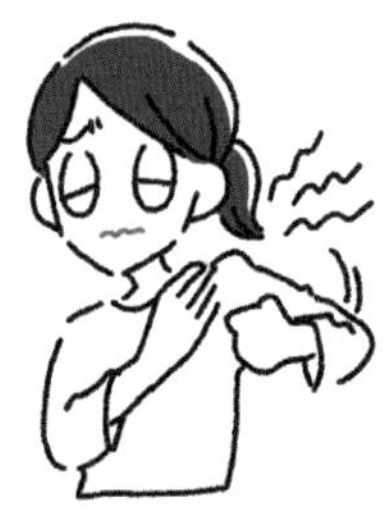

むくみ
準備時間
20分

利尿効果の高い小豆汁でしつこいむくみをとる！

ゆでた小豆は、そのまま食べてもおいしい♪

お茶…!!

効く食材

小豆

属性：平
体質：瘀血・痰湿
味：甘・酸
機能：心・脾
効能：むくみをとる。こもった熱を冷ます。血流を促す

コレもおすすめ！

冬瓜のスープ…利尿作用があり、むくみ解消に有効な冬瓜。鍋に皮をむいて一口大に切った冬瓜と水を入れて火にかけ、15分ほど煮て、塩とこしょうで味付けします。

小豆の力で体内の水分を正常にととのえる

午後になると靴がパンパンできつくなる、朝起きると顔がパンパンなどと、むくみに悩む女性は多いですね。

むくみは、体の中の水分調節がうまくいかなくなって起こるもの。水分や冷たいもののとりすぎは体内の水分調節機能を低下させます。まずはこれらを控えることが肝心。そして、利尿作用のあるものをとるようにしましょう。

小豆は利尿作用が高く、不要物

を排出させる、むくみ解消にはうってつけの食材。「小豆汁」にしてとりましょう。むくみやすいけれど、薬はあまり使いたくないという妊婦さんにもおすすめです。

小豆50gを軽く水で洗い、鍋に水1ℓと一緒に入れて強火にかけます。沸騰したら弱火にして15〜20分煮ます。1回150mℓくらいを1日2回飲んでください。保存は冷蔵庫で、2日以内に飲みきりましょう。

脾の働きを助ける食材も、むくみに◎

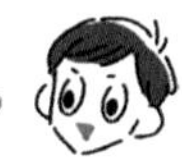

胃腸の働きを担う脾が体内の水分代謝を行っていると中医学では考えます。そのため、脾の働きを助ける食材をとるのもむくみ対策になります。米、ナッツ、山いも、かぼちゃ、キャベツなどがおすすめです。また、唐辛子やしょうがなどの辛いものを食べ、汗をかいて余分な水分を発散させるのもいいでしょう。

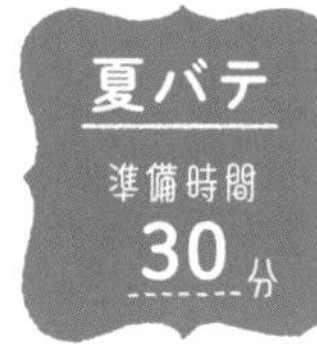

おかゆ＋梅干しで夏バテを追い払う！

一度食べたらクセになる朝がゆ生活

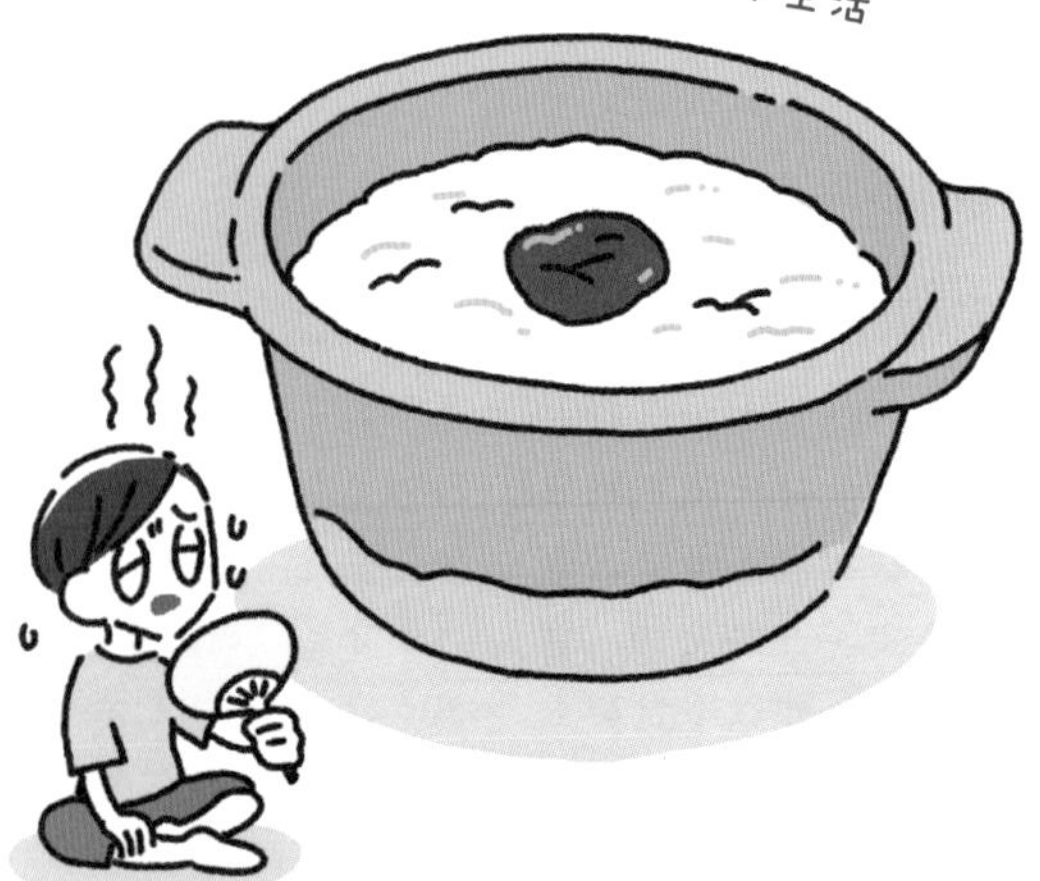

効く食材

米

属性 平
体質 気虚
味 甘
機能 脾
効能 胃腸を丈夫にして力をつける。消化吸収機能を回復

コレもおすすめ！

きのこのみそ汁…きのこ類は体のエネルギー補給になり、元気にさせる食材です。みそ汁にたっぷり入れて夏の間は毎日とりましょう。しいたけ、しめじ、まいたけ、えのきなど、きのこならなんでもOKです。

暑いからこそ温かいおかゆが体を内側からととのえる

夏は暑さで、体を守る防衛力が低下します。 外の風にあたって「暑邪（しょじゃ）」が体内に入り込んで、夏カゼをひいてだるくなったり、頭痛を引き起こしたりします。また、冷たいものをとりすぎて脾が弱り、食欲がなくなったりも。しっかりとエネルギーを補給して、脾の負担にならないものを食べましょう。

夏バテに最適なのはおかゆと梅干しです。**ミネラルとエネルギー、失いがちな水分を同時に補えま**

す。米½合に対して水は600mℓが目安。土鍋に研いだ米と水を入れて沸騰させます。沸騰したら弱火にして20～30分、途中3～4回しゃもじで底を混ぜてください。水気が飛んでとろみがついてきたら味見をして、好みのかたさになったらできあがり。梅干しの酸味は食欲増進作用も。お米からつくったおかゆのおいしさは格別です。一度食べたらハマりますよ。

適度に汗をかくことも必要

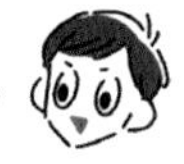

暑いからといってクーラーの効いた部屋にばかりいては、汗をかけず、熱が発散されないで体内にこもり、体力が低下して夏バテにつながります。夏は適度に汗をかくことも重要です。朝方や夕方の少し涼しい時間帯に散歩をしたり、シャワーだけですませずしっかりと湯船につかって、適度に汗をかきましょう。

食欲不振

準備時間 3分

食欲不振は消化と吸収を高めるオクラで解消！

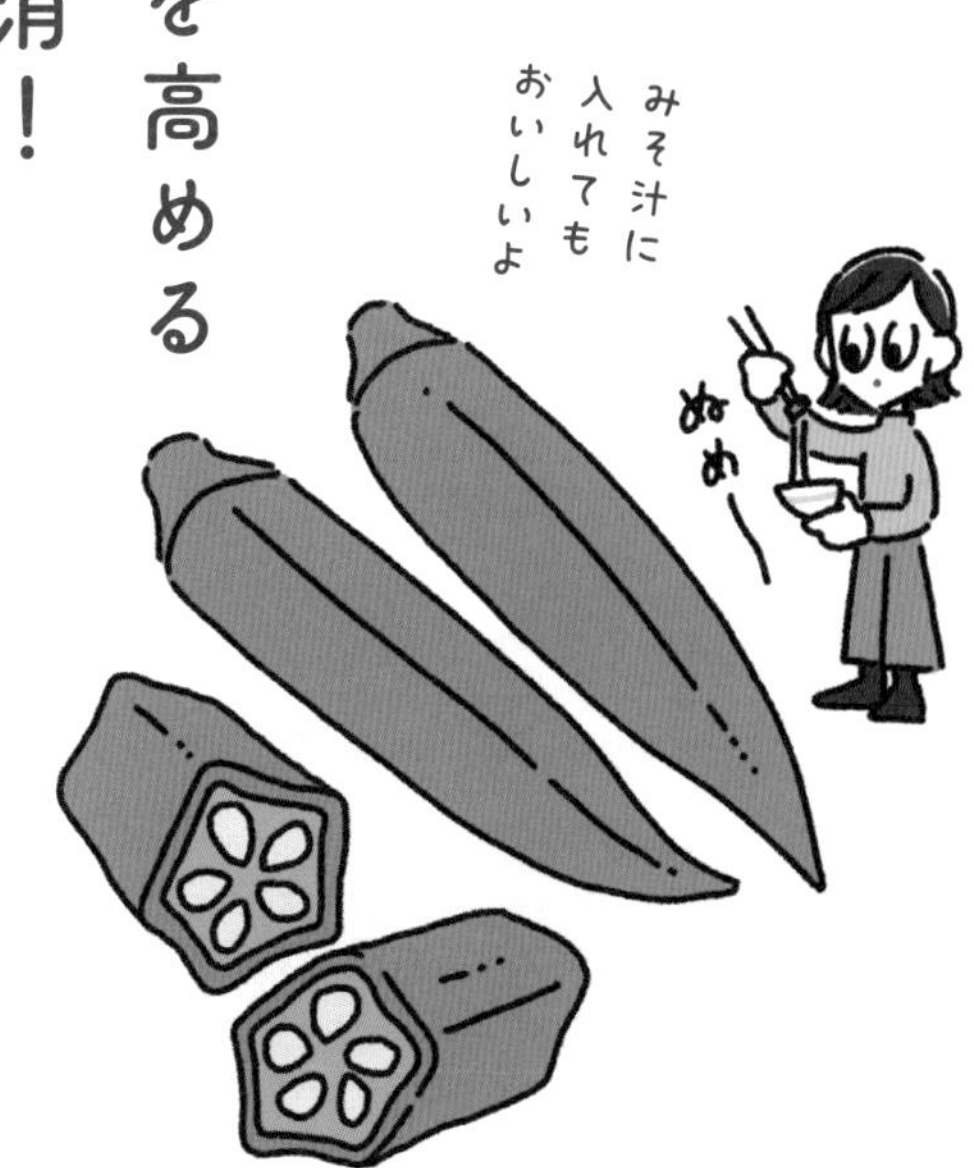

効く食材

オクラ

属性　平
体質　陰虚・気虚
味　甘・苦
機能　腎・脾
効能　潤いを補う。消化吸収をよくする。便通を促す

コレもおすすめ！

かぼちゃの炒め物…脾の働きを補い、消化吸収を促進するかぼちゃ。薄切りにして、フライパンで炒め、塩とこしょうで味付けします。かぼちゃの甘さとしょっぱい味付けが絶妙です。

食べ物を消化する胃は冷たいものがとても苦手

なんだか食欲がないなぁと感じるのは、胃の働きが落ちているときです。原因は、食べすぎなどで胃腸が疲れてしまっている、疲労やストレスで胃腸を動かす元気がなくなってしまっているなど。食欲がなくなったり、消化が進まずにもたれたりします。

冷たいものや水分のとりすぎで、胃の中で水分が滞っていることも考えられます。

「胃は湿を嫌う」といわれ、胃は

冷たい水分が大の苦手。水分の排出を促す利尿作用のある食材をとりましょう。

オクラは、疲労によって胃腸を動かすエネルギーが不足したときに適しています。食欲不振、消化不良、胃炎の改善に作用します。沸騰したお湯にオクラを入れてさっとゆで、水気をきって、かつお節と醤油少しをかけていただきます。

イメージで食べていませんか？

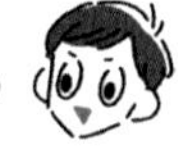

サラダやヨーグルト、スムージーなどを朝から食べていませんか？　体にいい、ヘルシーというイメージがありますが、漢方では逆。これらの食べ物は、胃腸を冷やして「湿邪（しつじゃ）」を生み出すものと考えられています。これらばかり食べていると、余分な水分や老廃物がたまって、体が冷え、体内の血液の循環が滞る原因に。代謝も悪くなります。カロリーやイメージだけでなく、食材が本来もっている効能で体を潤したり、気を補える習慣を取り入れてみてください。

二日酔い
準備時間
5分

二日酔いは緑豆もやしスープでお酒を解毒！

緑豆もやしは、中国原産のもっとも一般的な種類

効く食材
緑豆もやし

属性：寒　体質：痰湿
味：甘　機能：心・脾
効能：体の余分な熱をおさめて毒素を消す。利尿作用

コレもおすすめ！
焼き柿…熱をとり、肺を潤す柿は、アルコールの分解も促進。半熟の柿のヘタから1〜2cm下を横にカット。残った実の中心を十字に、皮と実の間にも軽く切り込みを入れ、トースターで10分ほど焼きます。

もやしがもつ解毒作用で代謝する力を取り戻す

二日酔いの原因は単純です。お酒の飲みすぎ！　これに尽きます。自分が飲める量以上のアルコールが分解されず体内に残り、頭痛や吐き気などの二日酔いの症状になってあらわれるのです。

緑豆もやしにはアルコールの解毒を促す作用があります。また、余分な熱をとり、利尿効果も。「緑豆もやしスープ」にして、二日酔いの朝は、たっぷりとりましょう。

鍋に水を入れて沸騰したら、洗った緑豆もやしを入れ、ひと煮立ちさせて塩とこしょうで味を調えます。こしょうはお腹を温め、冷えをとってくれるので多めに入れてください。生のしょうがのスライスやすりおろしを加えると、冷えきった胃腸が温まります。

「酒は百薬の長」といわれるように決して悪者ではありません。節度をもって飲むことが大切ですね。

二日酔い解消に効くツボ

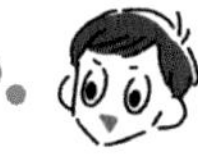

二日酔いにおすすめの、体のツボを紹介します。吐き気があるときは「内関（ないかん）」。手首の深いしわから指3本分ひじ側をギュッと。胃の不快感をやわらげます。頭痛がするなら「天柱（てんちゅう）」。首の後ろ側、中央のくぼみの両脇。自律神経をととのえます。むくみがあれば、「三陰交（さんいんこう）」。内くるぶしの頂点から指4本分上がったところです。

目の疲れ
準備時間
0分

目の疲れには クコの実を たっぷり！

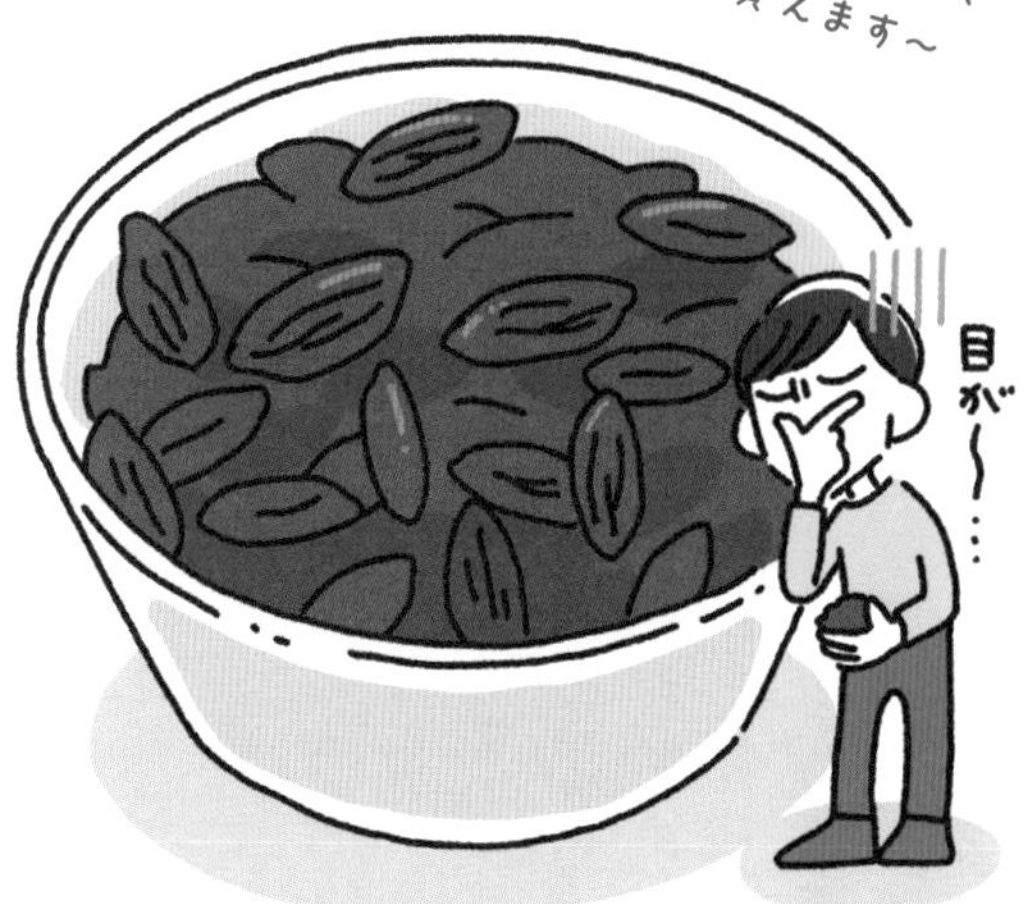

効く食材

クコの実

属性：平　体質：陰虚・血虚

味：甘　機能：肝・腎

効能：補養作用があり、目の疲労を回復。肝・腎の機能を丈夫にする

コレもおすすめ！

菊花のポン酢あえ…菊花は目の疲れに有効な成分を含み、目の働きを助けます。花びらをちぎって熱湯でさっとゆで、ざるにあげます。かたく絞ったらポン酢であえていただきます。

クコの実で肝・腎の機能を高めて目をいたわる

寝る直前までスマホを見ていたり、一日中パソコンに向かっていたり、細かい字をずっと読んでいたり……。あてはまることはありませんか？　目の疲れはこのような目の使いすぎが原因です。使いすぎると目の周辺の筋肉も疲労。筋肉がこりかたまって血行不良になり、栄養や潤いが行きわたらなくなってしまいます。その結果、目の奥が痛んだり、こめかみあたりが張ったり、頭痛がすることも。

目の栄養とエネルギーになる血(けつ)は、肝に蓄えられています。目を酷使すると血を消耗することになり、肝は栄養不足で弱ってしまうため、栄養を補う必要があります。**「クコの実」は、肝・腎を養い、目の疲労を回復させる力があります。**毎日、ひとつかみ(5~10g)くらいを食べましょう。よく杏仁豆腐の上に1粒だけのっていますが、それだけでは効果が薄いです。

ホットタオルで目の筋肉をほぐす

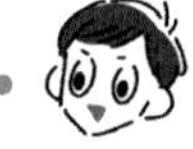

こりかたまった目の筋肉をほぐす簡単なケアです。ぬらしたタオルを軽く絞り、電子レンジで30秒ほど温めます。これを目の上にのせ、タオルが冷めるまでじっと目を閉じて休みます。人さし指、中指、薬指の3本で、こめかみから後頭部にかけて流すようにマッサージすると、こめかみあたりのハリや痛みに効果的です。

足がつる
準備時間
3分～

足がつるならば卵料理で血を増やす

ちゃちゃっと作れてみんな大好き!

イテテテ

効く食材
卵

属性：平
体質：血虚・陰虚
味：甘
機能：心・肺・脾・肝・腎
効能：五臓を養い、機能を高める

コレもおすすめ！

イカの炒め物…血液を補強し、体を潤す働きがあるイカ。わたごと足を引き抜き、わたを切り離します。足と胴を適当な大きさに切り、わたも一緒に炒め、お酒と塩少々で味を調えます。

血の不足は卵を食べて潤いをしっかり補給

足がつるおもな原因は、血（けつ）の不足と中医学では考えます。血が不足すると、筋肉や組織に栄養が届かず、肌の乾燥、不眠、不安、顔色が悪いなどさまざまな不調が出てきます。足がつるのもそのひとつ。**血を増やして潤いを補給するのにぴったりなのは卵です。**吸収しやすい鉄分が含まれ、貧血の予防にもよい食材。ゆで卵、目玉焼き、スクランブルエッグなど、どんな調理法にしてもＯＫです。黄身は半熟、白身は完全にかたまったものがもっとも体に吸収しやすい状態。温泉卵は消化しにくいため、胃腸が弱っている人は控えてください。

ほかに足がつる要因として、潤い不足（喉の渇き、イライラ、ほてりがある場合）、湿気や寒さによって血のめぐりが悪化していることも考えられます。潤い不足ならば、山いも、かぶ、豆腐など、冷えが原因ならばしょうが、玉ねぎ、鶏肉などをとりましょう。

足がつる人は“ナマ足”なんてもってのほか！

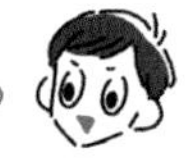

足がよくつる人は、足を冷やさないようにすることが大切です。素足にスカートやショートパンツなんてもってのほか。厚めのタイツをはいてください。できればパンツに、足首までしっかり隠れる長めのソックスが理想です。夏でも室内はクーラーで冷えていますから、足を冷やさない工夫をしてくださいね。

Column

あらゆる不調をやわらげる深呼吸

中医学の考える「呼吸」とは、体の中の悪い気（濁気）を吐き出し、エネルギーのもととなる気（清気）を吸い込むことです。とくに深呼吸には、心身を調和させ、あらゆる不調をやわらげる効果があります。

深呼吸を行う際は、まず背筋を伸ばして腰を反らさずに立てます。肩はリラックスして腕を自然におろします。

①10～15秒かけて、体にたまっている息を、ゆっくりと口から吐ききります。

②鼻からゆっくりと息を吸います。このとき、腹式呼吸が重要です。腹式呼吸をするためには、鼻から吸った息が、パイプを通る水のように、背骨の中を通って下におり、骨盤内に溜まって広がるイメージをもつとうまくいきます。

③口から、細く長く息を吐きます。軽く閉じた唇の間から息が漏れるようにします。

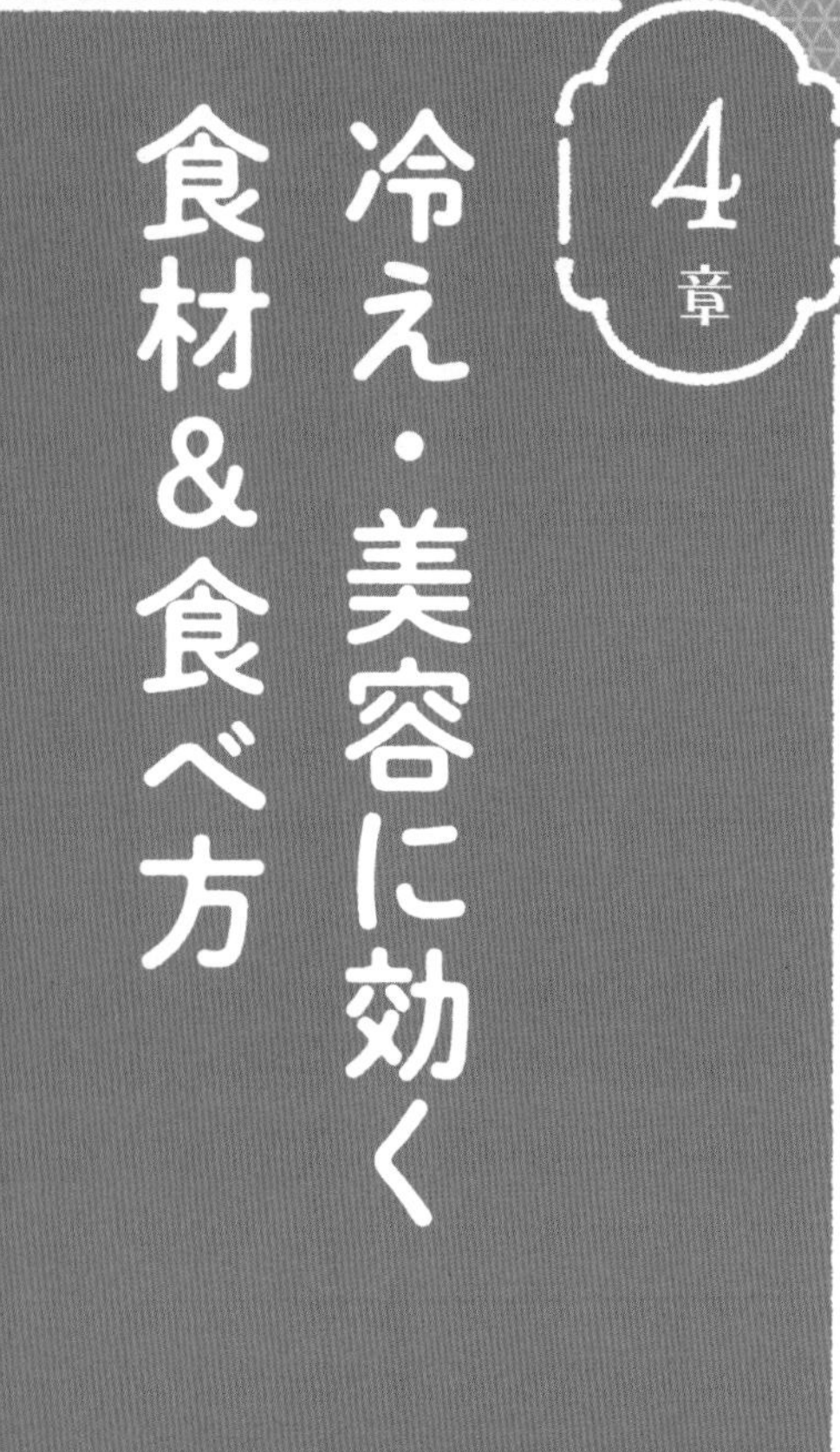

4章

冷え・美容に効く食材&食べ方

- 手足の冷え
- 末端の冷え
- のぼせ
- 多汗
- 体臭・口臭
- 肥満
- しみ・くすみ

- 乾燥肌
- にきび
- パサパサ髪
- 歯のトラブル
- PMS
- 更年期障害
- 頻尿・尿もれ

冷え・美容

傾向と対策

体を温めてめぐらせる！

とにかく冷えるという人は、体を温め、血の生成にも関わっている「腎」が弱まっていると考えられます。体を温める食べ物を適度にとることが大切です。牛肉、鶏肉、羊肉、アジ、イワシ、かぼちゃ、ねぎ、しょうが、栗、クルミ、シナモン、こしょうなどがおすすめです。

きれいな肌には、栄養に富んだ血がサラサラと滞りなく流れていることが必要です。よい血をつくるには黒い食材と赤い食材が効果的。黒い食材は黒豆、黒きくらげ、黒ごまなど。赤い食材はにんじん、鮭、ナツメなどです。血をスムーズにめぐらせるためには、肉よりもダンゼン青魚を！　玉ねぎ、らっきょう、ねぎなども積極的にとりましょう。

\\ 助けて！ 櫻井先生③ //

その食べ方、ヤバイ！

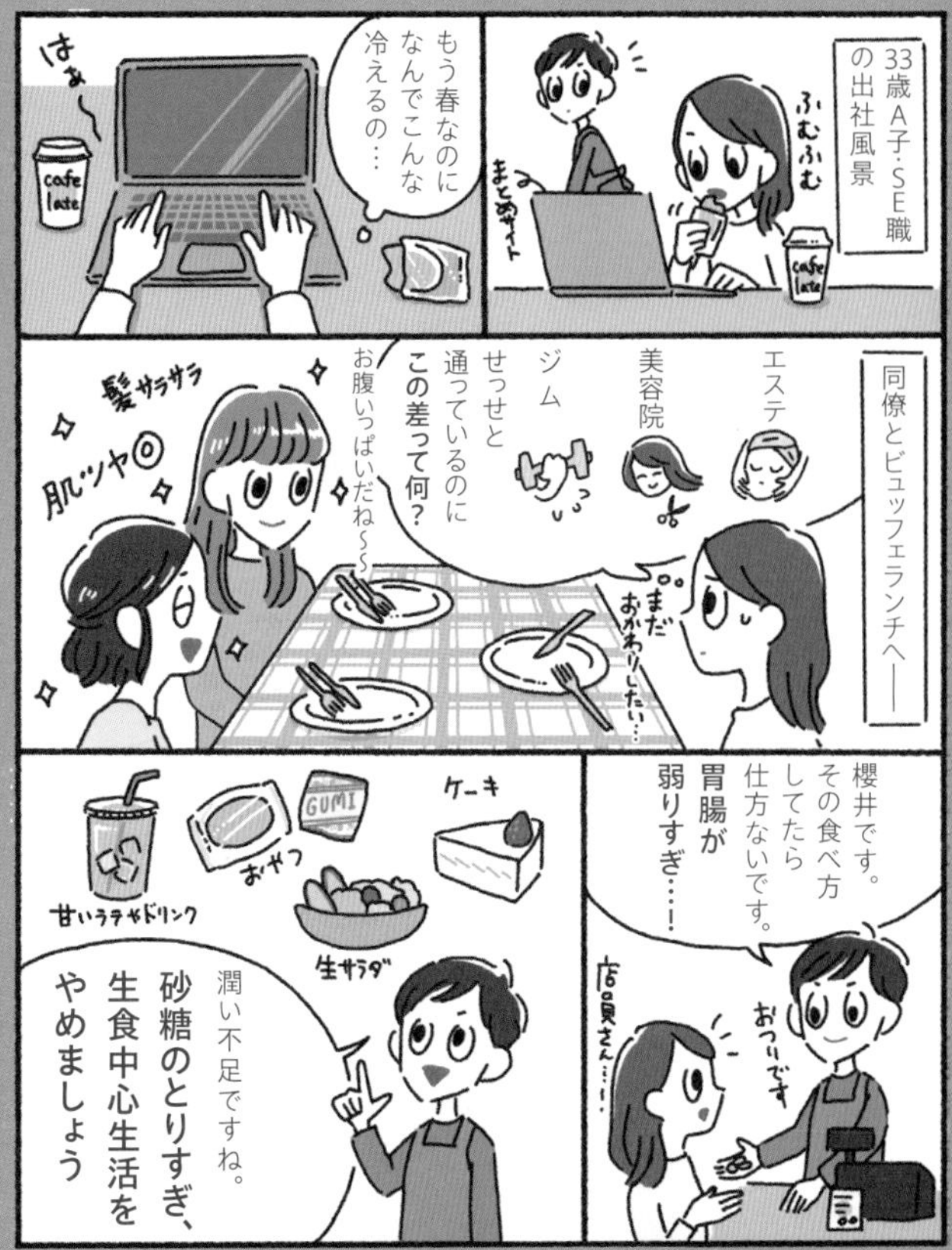

手足の冷え

準備時間
3分

一年中
冷たい手足は
黒糖しょうが豆乳で
ぽかぽか

マグカップに全部入れて
1分チンでもいいね

効く食材

黒糖

属性　温
体質　瘀血
味　甘
機能　脾・肝
効能　体を温めて、寒気による痛みを止める。血行をよくする

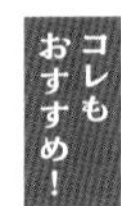

焼き鮭…鮭は温性で胃を温め、血流をよくして冷えを改善する力があります。魚焼きグリルなどでしっかり焼いて食べましょう。皮にはコラーゲンなどの栄養が含まれているため、食べたほうがいいですよ。

体を温める食べ物で血のめぐりをよくして冷えを追い出す

手首や足首から冷たくなるのが手足の冷え。冷えを改善するための食べ物の話の前に、まずは服装チェックです。手首と足首をさらさないで温めるファッションにしていますか？　これが大前提ですよ。

私たちの体は血液が全身をめぐって一定の体温を保っていますが、**血液がドロドロになって流れが悪くなったり、血液が足りなくなると体が冷えてしまいます。**血行をよくしたり、補血効果のある

食材をとりましょう。

黒糖としょうがは体を温める力が強く、冷え性の人にもってこいの食材。血行をよくする豆乳と混ぜたホットドリンクがおすすめです。

鍋に豆乳を入れて火にかけ、沸騰する直前まで温めます。しょうがのスライス（あれば乾燥したもの。しょうがパウダーでもＯＫ）と黒糖を加えて弱火にし、木べらで混ぜながら黒糖を溶かします。

水は「飲みすぎ」にも気をつけること

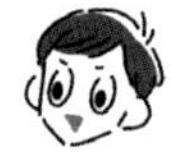

毎日たくさんの水を飲むことがよいことのようにいわれていますが、一概にみんなによいわけではありません。冷え性の人は、水をたくさん飲まないようにしてください。

のどが渇いたら温かいお茶をコップに入れて一口ずつ飲みましょう。必要なタイミングは「のどが渇いたら」ということ。これが重要なのです。

末端の冷え
準備時間
5分

末端の冷えには玉ねぎ黒こしょうスープで気と血をめぐらせて!

甘さと辛さはどちらも必要だね

効く食材

玉ねぎ

属性：温
体質：気滞・瘀血
味：辛・甘
機能：脾・肝・肺
効能：気をめぐらせ、寒気を散らす。消化を促進。利尿作用

コレもおすすめ！

赤ワイン…体を温める作用があり、気のめぐりをよくして精神を安定させる働きもあります。だからといって飲みすぎはもちろん×。ショットグラス1杯くらいにしておきましょう。

末端が冷えてしまうのは偏食やストレスによることが多い

手足の冷え（P122）のおもな原因が血のめぐりの悪さや血の不足なら、**指先などの末端が冷えるのは、エネルギーや栄養となる気血のめぐりが悪く、熱を体のすみずみまで運ぶことができなくなったため。**油っこいもの、甘いもの、味の濃いもの、生ものや冷たいものなどを多く食べていたり、ストレスがたまったりしていませんか？　これらが気血のめぐりを悪くさせてしまうおおもとですよ。

気や血をめぐらせ、体を温める作用がある玉ねぎを使用した「玉ねぎ黒こしょうスープ」がおすすめです。スライスした玉ねぎを炒め、水を加えて3〜4分煮て、塩と多めの黒こしょうで味を調えます。ピリッとしたこしょうも気をめぐらせ、お腹を温めて冷えを改善します。

玉ねぎはじっくりと炒めれば甘みが増すので、つくり方はお好みに合わせてどうぞ。

体を冷やす意外な食べ物って？

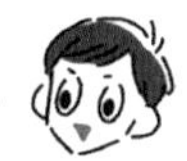

「根菜は体を温めるもの」といわれていますが、じつはそうとは限りません。大根は「涼性」といって若干冷やす傾向にあります。ごぼうは冷やす根菜です。根菜ではありませんが、豆腐やこんにゃくなども冷やす食材。食べるときは温かくなるような調理にして、しょうがやにんにくなどと一緒にとりましょう。

のぼせ

準備時間 0分

のぼせはキウイフルーツで熱を逃がす

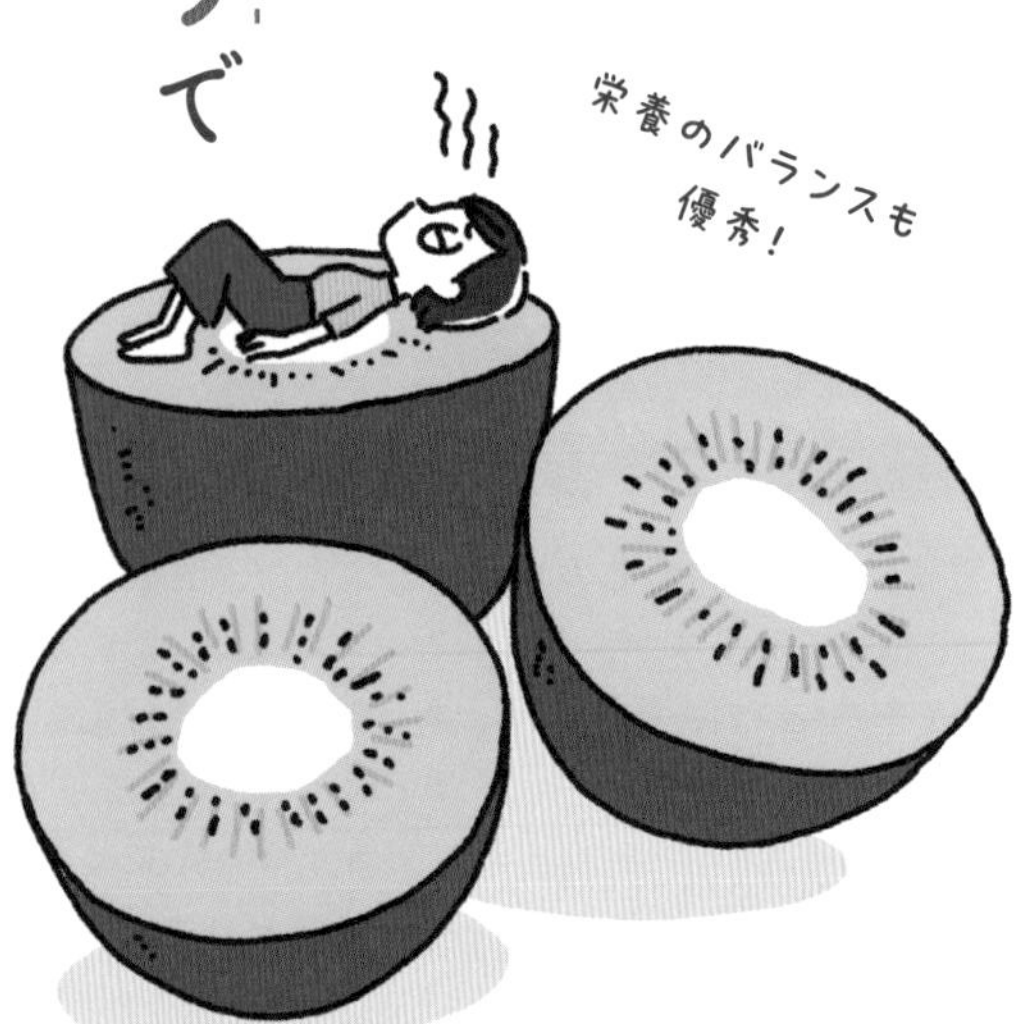

効く食材
キウイフルーツ

属性：寒　　体質：陰虚

味：甘・酸　　機能：腎・脾

効能：こもった熱を冷ます。潤いを補う。消化を促す

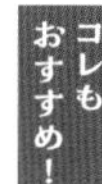

ひじきの煮物…血行をよくして水分代謝を高めるひじき。コレステロール値を下げる働きもあります。お惣菜コーナーの定番おかずなので、手軽に食べられますね。

食生活をリセットして放熱しやすい体を手に入れる

　顔がぽっぽしてほてったり、怒っていないのに頭にカーッと血がのぼったり、ひとりだけお風呂あがりみたいに暑かったり。このようなのぼせはストレスからくるものもありますが、おもな原因は食生活の偏りです。油っこいもの、甘いもの、味の濃いものをたくさん食べていませんか？　朝から菓子パンに甘いコーヒー、ランチにはパスタとデザート、夜はラーメンなんて食事、していませんか？

こんな食事なら間違いなく食の偏り。**体内にドロドロの痰がたまって熱がこもり、体温を一定に保つことができなくなって、のぼせの症状が出てきます。**

キウイフルーツは、体内の余分な熱をおさめ、ストレスを緩和させる食材。軽く握ってみたときに、やわらかい感じがしたら食べごろです。

コーヒーではなく緑茶を選びたい理由

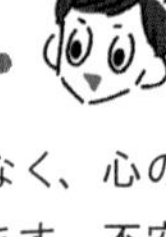

緑茶には余分な熱を冷ます力があることをご存じですか？　緑茶の五性（P24）は涼性で、暑苦しさを軽減してくれます。また、痰を切ったり、解毒・利尿の効果も。一方、コーヒーは平性に分けられ、熱をおさめる効果はなく、心の働きに作用します。不安になったり、心の不調があるとき、また眠気があるときにはおすすめ。しかし、のぼせを感じたり暑いときには、冷たいアイスコーヒーよりも緑茶のほうがおすすめといえるでしょう。

多汗

準備時間
0分

大量の汗は、トマトをかじってこもった熱を追い出す！

夏はそのまま
がぶり！
冬は煮込んで
食べたい

効く食材

トマト

属性　微寒
体質　陰虚
味　甘・酸
機能　脾・肝
効能　体液を補い、渇きを潤す。体にこもった余分な熱をおさめる。食欲を回復する

コレもおすすめ！

ゆでブロッコリー…五臓すべてを補う力があるブロッコリーは、エネルギー補給もしてくれる頼れる野菜。熱湯でさっとゆで、醤油をかけていただきます。ゆですぎるとおいしくなくなるので注意して。

体のバランスが崩れ本来の調節機能がダウンしている状態

妙に大量の汗をかいてしまう多汗は、自律神経が乱れてしまった証拠。いわゆる自律神経失調症の症状のひとつといえます。**発汗作用や体温調節は、自律神経が担っているのです。**

原因はいろいろです。忙しすぎて睡眠不足が続いている、油っぽいものや味の濃い食事が多い、ストレス過多など。このような不規則な生活や食生活の乱れ、ストレスが続くと、体内に余分な熱がこ

もって暑くなり、大量の汗をかいてしまいます。また、エネルギー不足にもなってバリアが弱ってしまい、皮膚や粘膜から外的刺激が体内に侵入し、それが多汗につながることも。

トマトは体にこもった余分な熱をおさめ、脾や肝の働きを助けてくれる食材です。冷蔵庫から出してすぐに食べると体を冷やしすぎてしまうため、常温に戻してからいただきましょう。

早寝、笑う、歩く、深呼吸をやってみよう

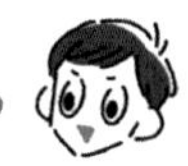

自律神経失調症の場合は、とにかく早く寝ることが大事です。あれこれ考えずにスパッと寝る、これに尽きます。早く寝る習慣がついていない人は、夜になったら間接照明にして、頭と体を寝るモードにもっていく雰囲気づくりをしてみましょう。さらに、よく笑う、よく歩く、深呼吸することを意識してやってみてください。

こんにゃくステーキで気になる臭いを解消！

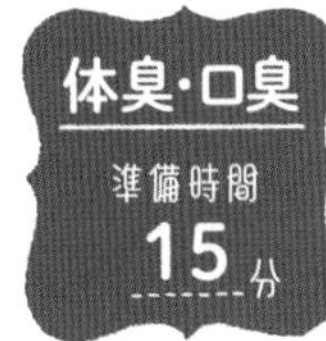

にんにくはガマン！
焦がし醤油でおいしく

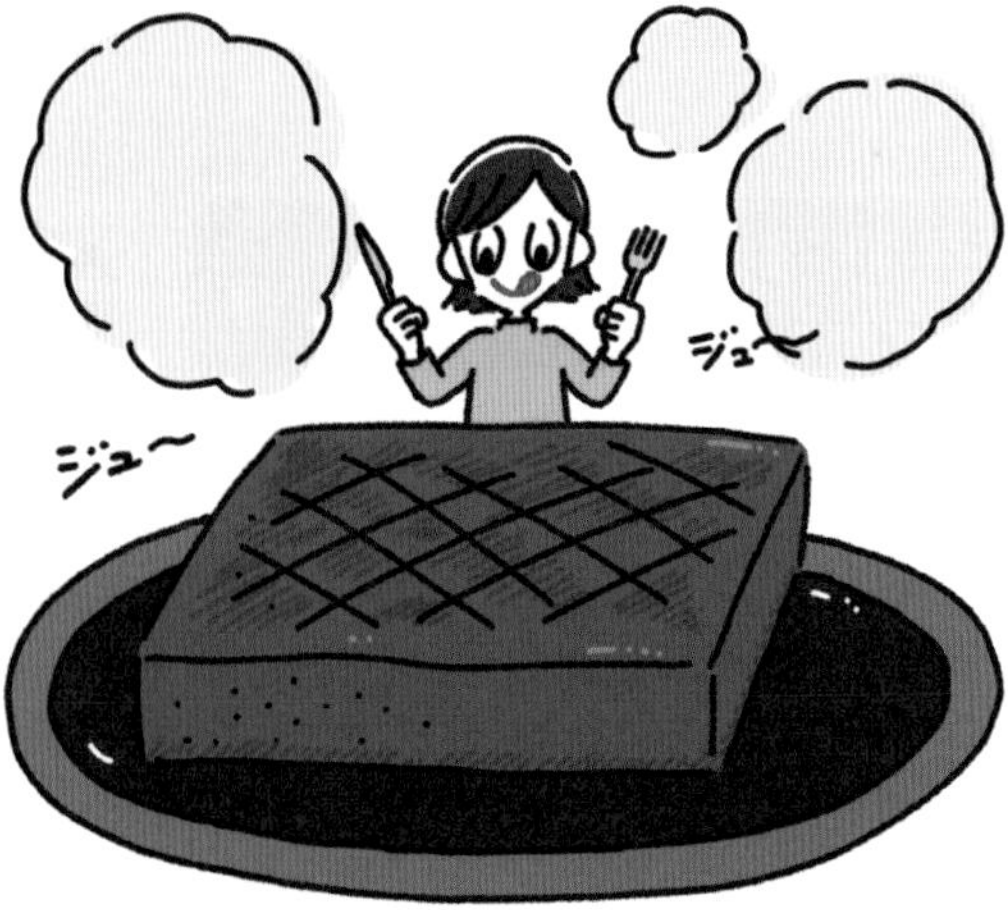

ジュ〜
ジュ〜

効く食材
こんにゃく

属性	平	体質	痰湿・瘀血
味	辛・甘	機能	肺・脾・腎

効能：血行をよくする。腸内にたまった老廃物の排出を促す

コレもおすすめ！
メロン…のどの渇きを潤し、イライラを解消。熱をおさめる働きもあります。「寒性」のメロンは胃腸を冷やしやすいので、食べすぎに注意。胃腸が弱い人や子どもは、あまり冷やさずに食べましょう。

悪習慣やストレスで胃にこもった熱が臭いの原因

臭いがするのは基本的にこもった熱のしわざ。とくに体臭・口臭は、胃熱といって胃にこもった熱が原因と考えます。お酒をたくさん飲む人や濃い味を好む人に多く見られ、ストレス過多で熱がこもってしまう場合もあります。

まずは熱のもとの不要物を排出する食材を。おすすめはこんにゃく。整腸作用もあり、消化不良や便秘の改善にも有効。**痰を消す働きや、腸内の老廃物を排出する力**

もあります。

「こんにゃくステーキ」は、こんにゃくを半分または3等分に切って、両面に格子状に浅く切り込みを入れます。これを沸騰したお湯でさっとゆで、ざるにあげます。フライパンにオリーブオイルを入れて中火にかけ、こんにゃくを入れて両面をよく焼きます。醤油で味を調えて仕上げにこしょうをふって完成。焼く前にゆでるひと手間がおいしくするコツです。

何を食べないようにするか？

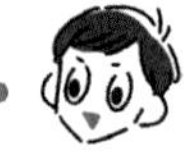

体臭・口臭がある人は、何を食べるかと同じくらいに何を食べないようにするかも重要です。避けるべきものは、味の濃いものと油っぽいもの。たとえばラーメンやカレーはおいしいので食べたくなる気持ちはよくわかりますが、どうか我慢してください。甘いジュースや乳製品なども控えたほうがいいですね。

にんじんのきんぴらで不要物を排出して肥満を解消！

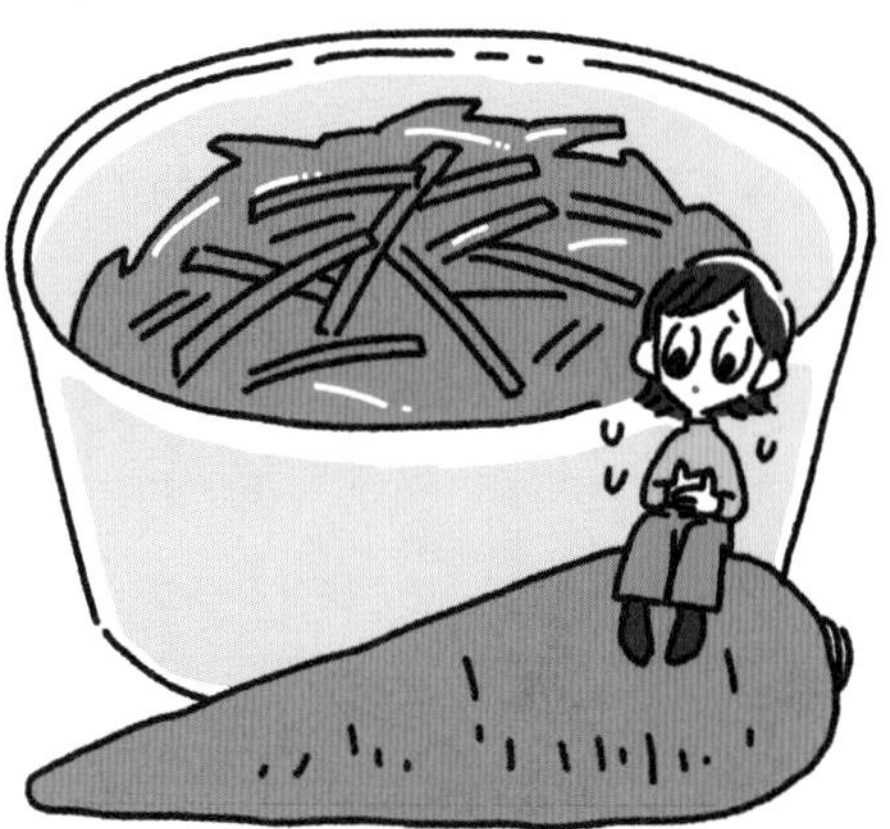

効く食材
にんじん

属性	平	体質	痰湿・血虚
味	甘	機能	肺・脾・肝
効能	胃腸の働きを高め、血（けつ）を増やす		

コレもおすすめ！

ゆで枝豆…枝豆は大豆が未成熟な状態に収穫されたもの。つまり「大豆＝枝豆」です。胃腸の機能の働きを助け、腸をととのえます。熱湯でさっとゆでていただきます。

油っこいものや味の濃いものは避け、よく噛む習慣を

肥満は胃腸の弱りが原因です。

胃腸は、食べ物を受け取って分解し、エネルギーや栄養に変え、不要物を排出します。つまり、いいものを吸収し、悪いものは排出しなければいけないのに、その分別力が低下し、不要物を体の中にため込んでしまった状態。油っこいものや味の濃いものを避け、しっかりと噛んで食べる習慣を身につけましょう。

にんじんは胃腸の働きをとと

のえ、老廃物を排出する作用もあります。「にんじんのきんぴら」に調理すると、たくさんの量が食べられますよ。

フライパンにごま油を熱し、せん切りにしたにんじんを炒めます。そこに酒、砂糖、醤油で味付けすればできあがり。砂糖は、体内に余分な熱と水分をためやすいため、少なめにしてください。皮の近くには栄養がつまっているので、できれば皮をむかずに食べたいですね。

冷たいものばかりを食べていると太りやすい!?

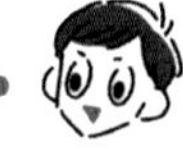

エネルギーをつくり出す脾という消化器官は、冷たいものや多量の水分によって弱ると考えられます。すると、元気がなくなるばかりでなく、筋力が低下し、体がたるんでくるのです。また、不要物を排出する力も弱るため、太りやすくもなってしまいます。冷たいものや生ものは避けて、脾をととのえましょう。

しみ・くすみ

準備時間 0 分

血行障害でできるしみ・くすみはネバネバ納豆で予防！

美人はみんな食べてるもんね〜

効く食材

納豆

属性：温　体質：瘀血・気滞

味：甘　機能：脾・肺

効能：血のめぐりをよくする。体内にこもった熱をおさめ、臓腑を潤す

コレもおすすめ！

甘酒…「飲む点滴」といわれるくらいですから、もちろん肌にもよい働きをします。体を温めて血流改善に効果的。豆乳で割るのもとてもいいです。冷たいままではなく、必ず温めて飲むようにしてください。

血行不良によって新陳代謝が落ちしみ・くすみのもとに

しみやくすみなどの皮膚の黒ずみのおもな原因は、血行障害と腎の衰え。睡眠不足や疲労がたまると目の下にできるクマもそうです。

血行障害は、貧血や冷え、睡眠不足、運動不足、暴飲暴食、過労、喫煙などから起きます。腎の衰えもまた、同じようなことが影響します。

対策は血の流れをよくして、ドロドロ血を取り除き、腎を補うこと。

おすすめの食材は納豆です。納豆は、発酵の過程でできるナットウキナーゼという成分が血栓を予防し、血液をサラサラにする働きがあります。また、**胃腸の働きをととのえ、気のめぐりをよくして、老廃物を排出する力がある**ので便秘にも効果的。

よくかき混ぜ、糸をたくさん引いてから食べるようにしてくださいね。

「黒い」「赤い」「ぬるぬる」
食材がスゴい！

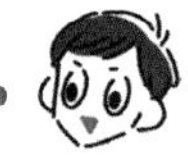

しみ・くすみの予防には、黒と赤、ぬるぬるの食材もおすすめです。「黒い」食材の代表は、黒豆、黒米、黒ごま、黒きくらげなど。「赤い」食材の代表は、トマト、マグロ、鮭、いちごなど。「ぬるぬる」食材の代表は、山いもやナマコなどです。

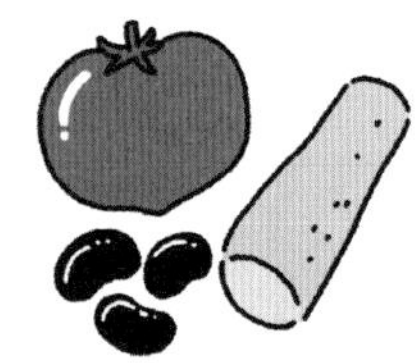

乾燥肌

準備時間 0 分

肌の乾燥・ハリ不足にはたっぷりのごまできれいな肌に一直線！

白ごまでも黒ごまでも金ごまでも！

うるおえゴマー

効く食材 ごま

属性：平
体質：陰虚・血虚
味：甘
機能：腎・脾・肝・肺
効能：腸を潤し、便通をよくする。血を補う

コレもおすすめ！ 白菜のみそ汁…肺を潤す働きのある白菜。胃腸をととのえて、消化をよくしたり、水分の代謝をよくする作用もあります。みそ汁にたっぷり入れて食べましょう。

毎日食べれば潤いをキープできる知られざるごまパワー

潤いと血（けつ）の不足がおもな要因になって起こるのが肌の乾燥やハリ不足。漢方において、肌は肺の管轄になります。肺といっても呼吸だけを行うのではなく、体液のバランスが皮膚の調整、発汗、体温調節などにも関与しています。ですから、**肺を丈夫にすることが、潤いと血の補給につながり、肌をみずみずしく保つことになるのです。**

ごまは、精力を司る腎と、血の

貯蔵器官である肝、両方を丈夫にするため、不老長寿の健康食とされ、老化防止に役立つ代表的な食材です。体を潤し、肌の乾燥を改善するので毎日とりましょう。ごはん、みそ汁、サラダ、おひたし、煮物など、ごまはどんな食べ物にも合います。パラパラとふりかけてたっぷりとることが大切。

ごまの殻はかたいので、すりごまを使うか、すり鉢ですってから食べるようにしてください。

「白い」食材が潤いを補う

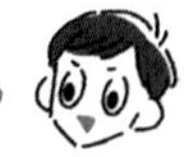

漢方で肺は白色と関連しています。白い食材には肺を潤す性質があり、その潤いが肌も潤すと考えます。白い食材の代表は、豆腐、豆乳、白ごま、白菜、じゃがいも、りんご、梨など。肌がカサカサしていると感じたら、積極的に白い食材をとりましょう。肌をみずみずしく保つには、新鮮な空気をたっぷり吸うことも大事です。

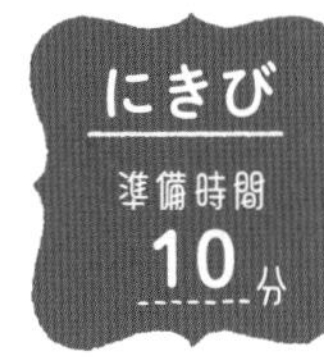

ぽつんとできた赤いにきびは焼きなすで鎮静!!

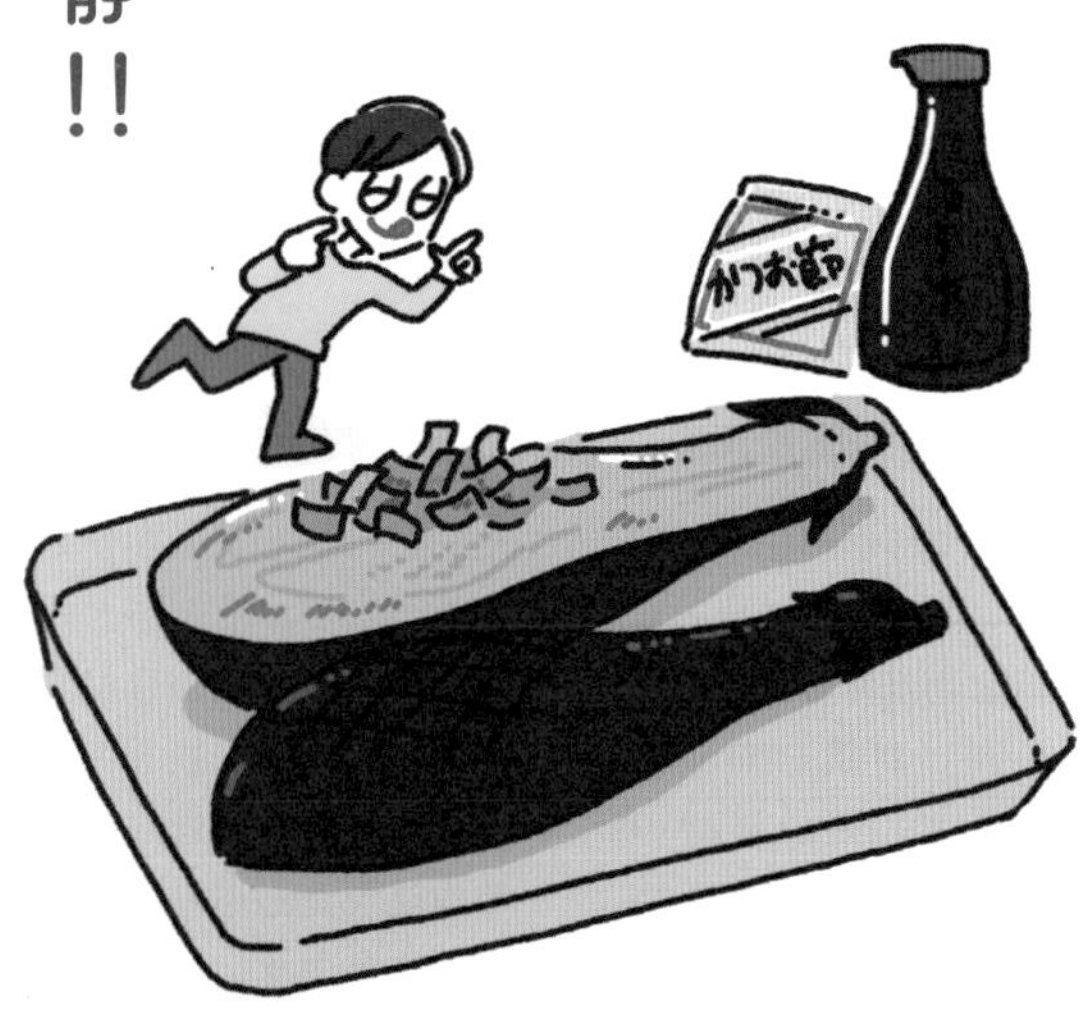

効く食材
なす

属性：涼
体質：瘀血
味：甘
機能：脾・肺
効能：体の余分な熱をおさめる。熱っぽい腫れを解消し、痛みを止める

コレもおすすめ！
ゴーヤーのおかかあえ…熱を冷ます力のあるゴーヤー。わたをとり、細切りにして軽く塩でもみ、熱湯で10秒ほどゆでます。ざるにあげて水気をきり、かつお節と醤油、オリーブオイル少々であえます。

辛いものや油っこいものを避けることも大事

赤く盛り上がったにきびは、肌に炎症が起きている状態。体内にこもった熱が血液まで入り込み、漢方では「血熱（けつねつ）」といいます。辛いものや油っこいものが好きな人に多く見られ、イライラに伴って出やすいのが特徴です。

対策はとにかく熱をためないこと。熱を冷ましてくれるなすがおすすめです。皮をむかずに超簡単にできる丸ごと「焼きなす」のつくり方を紹介します。なすは縦半

分に切り、両面にフォークで軽く穴を開けます。フライパンにアルミホイルを敷いてなすをのせ、ふたをして中火で両面焼くだけ。かつお節をたっぷりと、醤油を少しかけていただきます。魚焼きグリルやオーブントースターで焼いてもいいですよ。

熱のもとになる砂糖たっぷりの甘いものやコーヒー、辛いものや油っこいものは控えてくださいね。

白にきび、黄にきび、紫にきび！

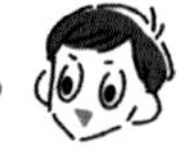

赤いにきびではなく、白かったり、黄色のにきびができることもありますよね。体の不調の原因により、にきびのタイプも違ってきます。白にきびは皮膚に熱がこもっているのが原因。黄にきびは白や赤にきびが悪化した状態なので、皮膚や血に熱がこもっています。紫にきびは血のめぐりが悪くなったときにできるものです。

パサパサ髪

準備時間 10分

マグロステーキで パサパサ髪を しっとりツヤツヤ♡

お魚コーナーの特売に急げ!

効く食材

マグロ

属性	平	体質	瘀血・血虚
味	甘	機能	肝・腎
効能	気と血を補い、全身の血行を促す。老化、血栓などの予防		

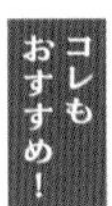

おでんの昆布…昆布は腎機能を高める働きがあり、鉄分も豊富。血行をよくする作用もあります。きれいな髪をつくりたいならおでんは昆布狙いでいきましょう。

髪の美しさは あなたの「腎」のバロメーター

漢方では「髪は血(けつ)の余り」と考えられています。血が余っていないと、髪は乾燥したり、細くなったり、抜けやすくなったりします。ですから、**きれいな髪をつくるには、血流をよくして十分な血を蓄えておくことが大事です。**

また、漢方には「髪は腎の華」という言葉もあります。腎は成長や生殖を司る貯蔵庫で、華とは状態をあらわす意味。髪が細い、乾燥しがち、ツヤがないという人は、腎が弱まっている可能性もあります。

美髪の掟は、血を補う食材と、腎を補う食材をとること。

おすすめはマグロです。温かくして食べたいので「マグロステーキ」にしてみましょう。マグロを食べやすい大きさに切ります。フライパンにごま油を熱し、マグロを焼き、焼き色がついたら、みりん、醤油、すりおろしたにんにくを加えて全体にからめます。

爪の原料も血！対策は髪と一緒

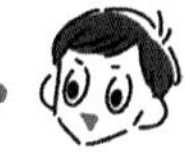

漢方では爪の原料も髪と同じように血と考えられています。爪が割れやすかったり、表面が凸凹になるような爪のトラブルは、血の不足が原因です。その場合は、血を増やす食べ物をとるようにしましょう。マグロステーキももちろんよいですし、黒きくらげ、にんじん、レバー、黒ごま、ひじき、プルーンなどもおすすめです。

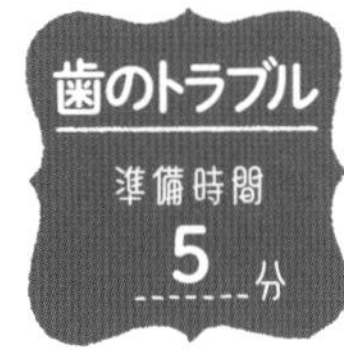

歯が痛むときは焼いた山いもで腎を強く！

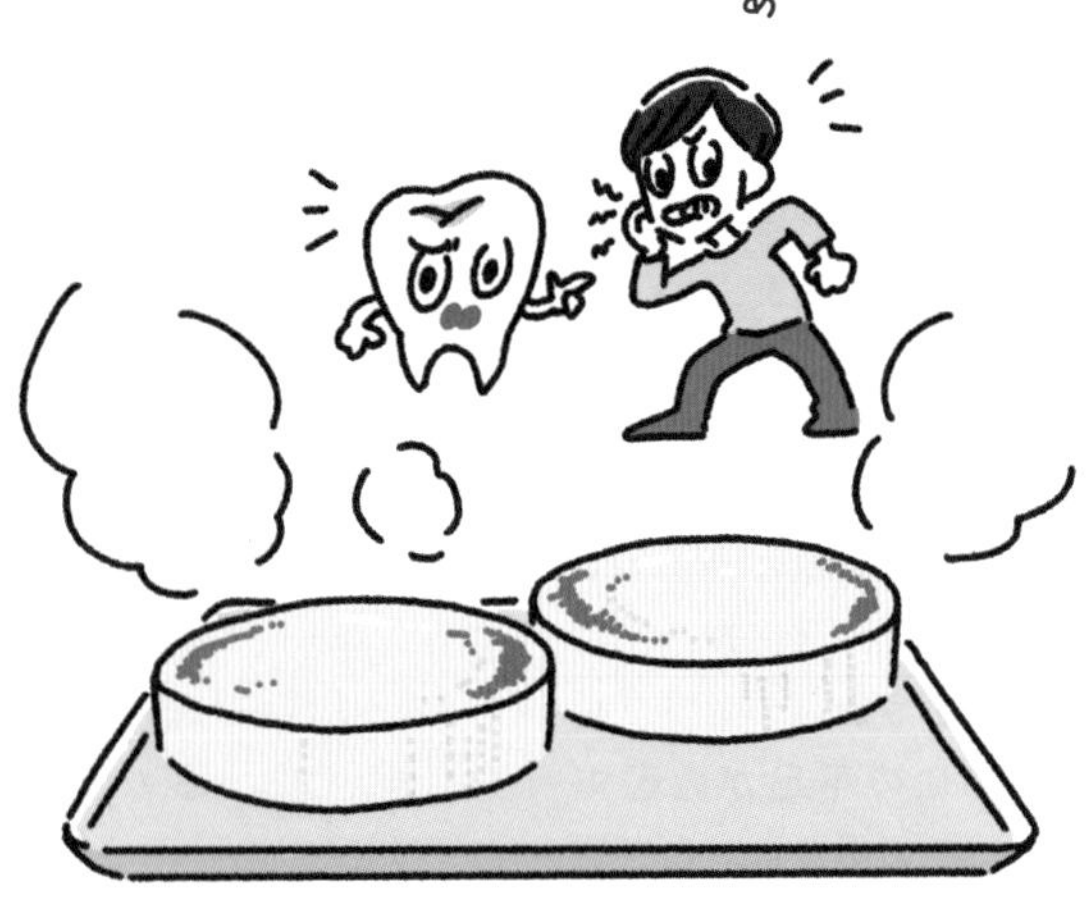

効く食材

山いも

属性：平
体質：気虚・陰虚
味：甘
機能：肺・脾・腎
効能：虚弱な体質を補う。肺の機能を高める。胃腸を丈夫にする

コレもおすすめ！
クルミ…腎を温めて補うクルミ。生でも食べられますが、フライパンを弱めの中火にかけ2〜3分炒るだけで、カリッとした食感が楽しめ、香ばしさも増します。無塩のものを選んでください。

山いもの力で滋養をつけて治癒力をアップ

歯がグラグラしたり、欠けやすくなったりするトラブルは、成長や発育、生殖を司る腎の働きが弱っていることが原因と考えられます。腎が弱ると、歯や骨、髪の毛に影響が見られるようになります。

対策は腎を弱らせないようにすること。腎を養うとされている山いもを食べましょう。

山いもは皮ごと2㎝くらいの厚さに輪切りにします。フライパンにごま油を熱し、山いもを両面

ともこんがりと焼き、だしと醤油少しで味付け。かつお節をたっぷりかけていただきます。山いもは、すってみそ汁やお好み焼きに入れてもおいしいですよ。

腎は過労や睡眠不足、運動不足などでも弱ると考えられています。忙しくても休む時間をきちんと確保し、少しでも早く寝て、適度に体を動かすように心がけてくださいね。下半身の冷え対策もしっかりと。

歯ぐきの腫れや痛みは、体の不調のサイン

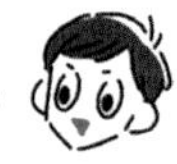

歯ぐきが腫れたり、痛んだり、出血したりする歯ぐきのトラブルは、体の不調からくる症状のひとつと考えられます。歯ぐきなどの粘膜は血によって栄養が補われ、体液で潤いが保たれているため、要因は血（けつ）と潤いの不足です。レバー、豚肉、ほうれん草、白菜、れんこんなどの食材をとるようにしましょう。

PMS
準備時間
15分

ピーマンとカシューナッツ炒めで月経前症状をセルフケア

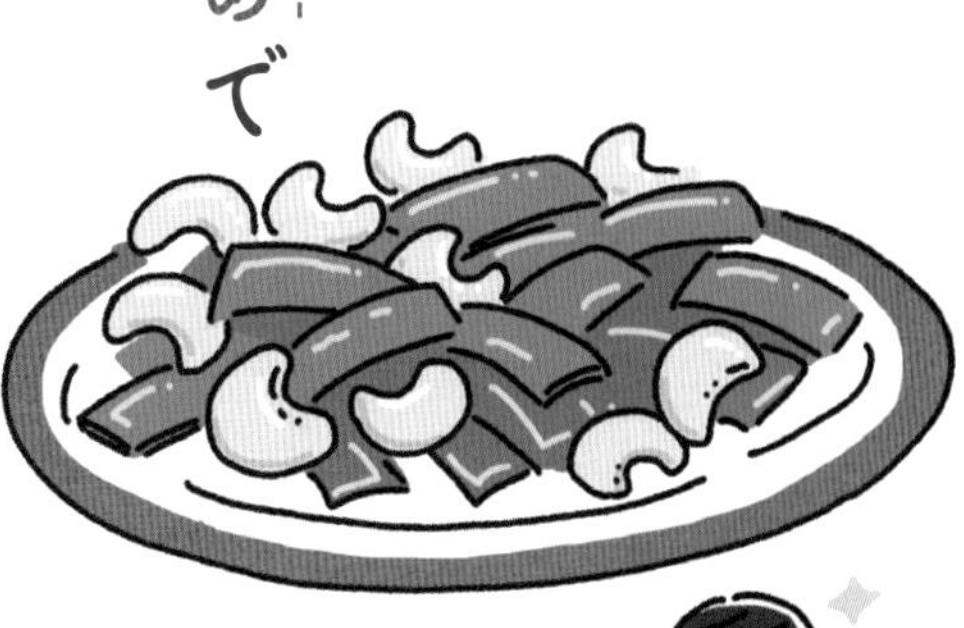

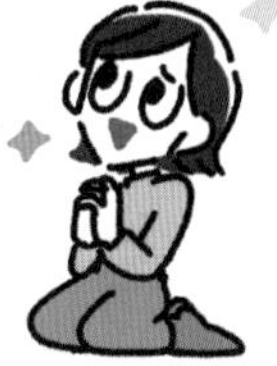

中華の人気おかずで
対策バッチリ!

効く食材

ピーマン

属性：平

体質：痰湿

味：甘・辛

機能：心・脾

効能：血流をよくする。体内にこもった余分な熱をおさめ、イライラ解消

コレもおすすめ！

ほうれん草の卵とじ…血を補うほうれん草と卵。沸騰したお湯でほうれん草をさっとゆでて切る。鍋にだしと醤油を入れて沸かし、ほうれん草を入れます。ひと煮立ちしたら、溶いた卵を回し入れます。

冷えたお腹を温めて冷えを散らす

PMS、日本語では月経前症候群。月経が始まる1週間くらい前からイライラしたり、胸が張ったり、寒気を感じたり、下痢や便秘になったりする不快な症状のこと。人によっては、月経中よりもPMSのほうがつらいという場合もあるほどです。

原因は気血（きけつ）の不足やふだんからの冷たいもののとりすぎ、気の滞りなどが考えられます。気血を補うもの、気をめぐらせるものを

とり、冷たいものを控えましょう。

おすすめの食材はピーマン。補血力のあるカシューナッツと合わせれば、より効果が期待できます。

フライパンに油を熱し、すりおろしたにんにくとしょうがを入れて香りがたったらピーマンとカシューナッツを入れて炒め、オイスターソースで味付けを。鶏肉やレバーを加えるのもおすすめです。

お酒とスマホを控え、呼吸法を意識する

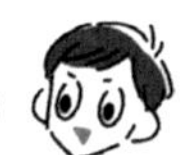

PMSを軽減するために、ふだんから気をつけたいことを紹介します。

1. 早寝早起きを心がけ、散歩をして自然に触れる
2. お酒をなるべく控える
3. スマホやパソコン、テレビをできるだけ見ないようにして目を休める
4. ゆっくりした呼吸を意識するストレッチやヨガなどで体を動かす

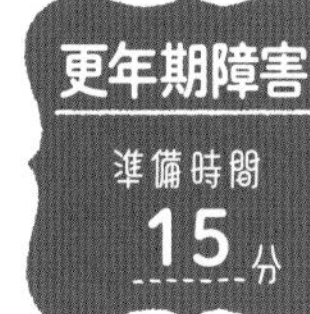

更年期障害は ニラレバで 血流改善を！

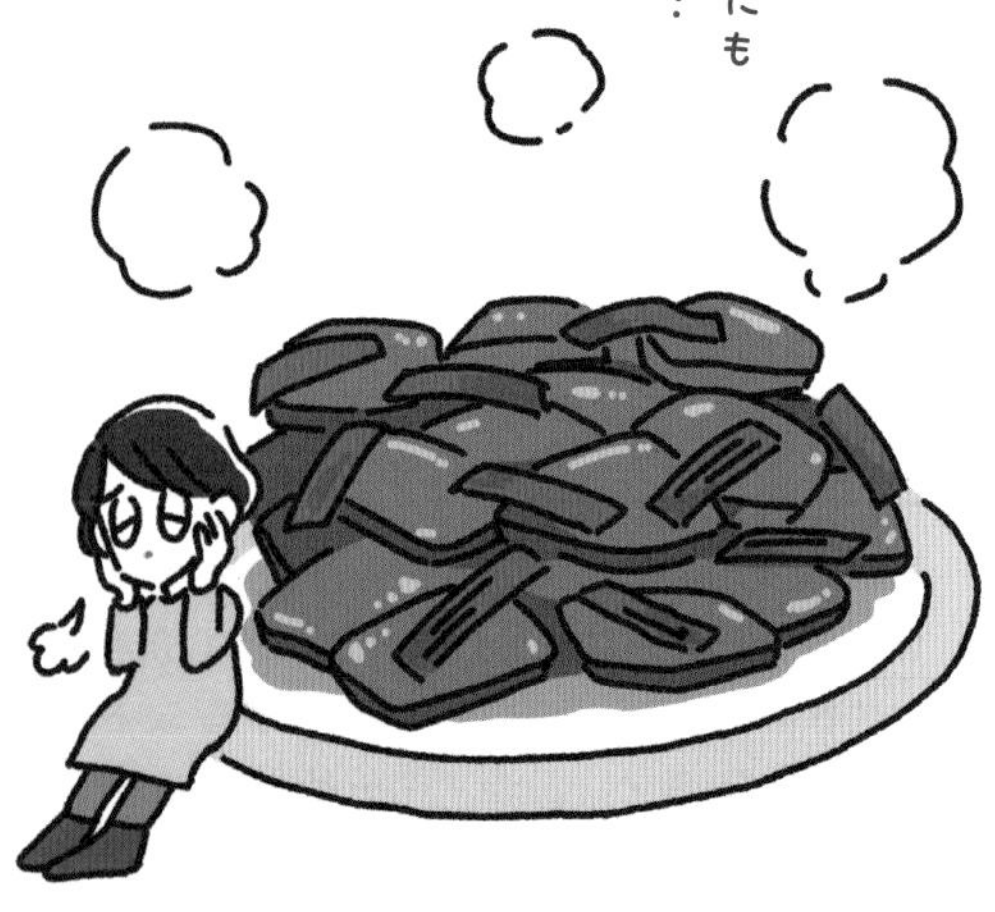

効く食材
ニラ

属性：温
体質：瘀血
味：辛
機能：肝・脾・腎
効能：腎の働きを高め、体を温める。血のめぐりを改善する

コレもおすすめ！ 貝類の鍋料理…更年期障害を軽減するにはミネラルも大事。ミネラルは貝類、海藻、天然の塩、ごまなどに多く含まれています。鍋料理ならこれらの食材を取り入れやすいですね。

血と腎を補って更年期障害に立ち向かおう

40歳をすぎると、男女ともにホルモンをコントロールする腎の働きが低下しはじめ、ホルモンの分泌量が急激に減少します。その頃から約10年間が更年期。ほてりや冷えのぼせ、滝のような汗、頭痛、肩こり、無気力感などの症状が出ることがあり、更年期障害といわれます。

漢方では、**栄養を運んで情緒を安定させる血（けつ）の不足と血流障害、ホルモンや水分代謝などをコントロールする腎の弱りが更年期障害**

の要因と考えます。

腎を元気にして血のめぐりをよくする食材としておすすめなのはニラ。血を補うレバーを加えた「ニラレバ炒め」で不快な症状をやわらげましょう。ニラは5㎝くらいの長さに切ります。片栗粉、塩、こしょうを入れたボウルにレバーを入れてなじませます。フライパンにごま油を熱してレバーを炒め、醤油、酒、砂糖を入れて混ぜ、ニラを加えてさっと炒めます。

毎日30分〜1時間のウォーキングを

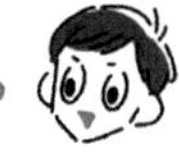

腎を養う栄養素のひとつがミネラルですが、せっかくミネラルをとっても、運動をしないと下半身への血行が悪くなり、腎へ栄養が届きにくくなります。その対策にいいのがウォーキングです。毎日30分〜1時間くらいがいいですね。また、歯磨きをしながらかかとの上げ下げをしてみるなど、下半身を動かすようにしましょう。

むき栗を食べて頻尿・尿もれストップ！

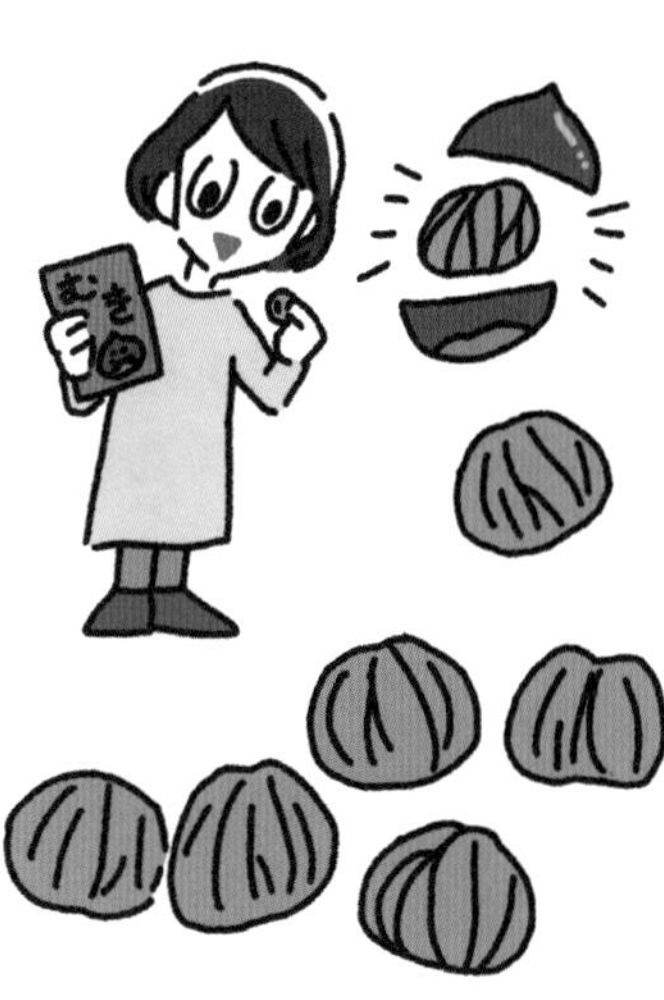

トイレの回数
減ってきたかしら

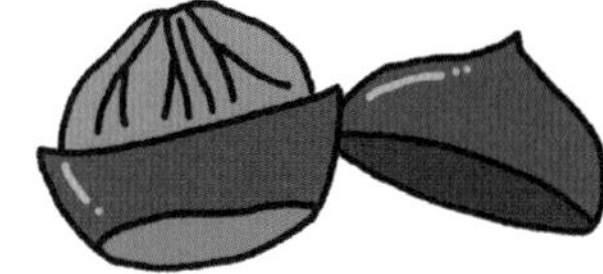

効く食材

栗

属性：温　体質：気虚

味：甘　機能：脾・腎

効能：脾と腎を元気にし、老人性の筋肉の衰えに効果

コレもおすすめ！
ぎんなん…頻尿を改善する力があるぎんなん。皮ごと炒ってもいいですし、皮をむいてから炒るのでもいいですね。お米と一緒に炊くぎんなんごはんもおすすめ。ただ、食べすぎには注意が必要です。

補腎効果のある木の実が尿トラブルに最適

「何度もトイレに行くようになり、夜中でもトイレに起きてしまう」「くしゃみをすると思わず尿が出てしまう」。こんなこと、若い頃にはなかったのに……と嘆きたくなりますよね。

漢方で、腎は生命力の源と考えられています。加齢に伴って腎が弱ると、尿を出して止める力が弱まります。こうして男性でも女性でも年齢を重ねるとともに、尿もれや頻尿のトラブルが起きやすく

なるのです。

おすすめの食材は栗。最近は加糖されていない「むき栗」が売られていますので、試してみてください。栗は栗でも甘栗は砂糖を加えて焼いたものなのでNG。栗自体に甘みがありますから、むき栗でも十分においしいですよ。

栗のような木の実、実ものは腎によいとされています。クコの実、クルミ、松の実もおすすめです。

胃腸の弱りや冷えから頻尿・尿もれになることも

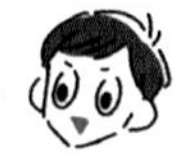

疲れやすく、食欲不振で下痢気味の人は、胃腸の弱りが原因の可能性もあります。お米やいもなど、噛むとほんのりと甘いものがおすすめです。油っこいもの、味の濃いもの、甘いもの、冷たいもの、生ものは避けてください。冷え性の人はその冷えが原因かも。しょうが、にんにく、ねぎなど体を温める食材をとりましょう。

Column

漢方的ダイエットのすすめ

漢方では「太る原因」も「やせる方法」も一人ひとり違うと考えます。ここでは大まかに4つの体質に分け、その体質別のダイエット方法を紹介します。

①下半身太りの【気虚（ききょ）タイプ】

「食べる量を減らす」「運動をする」という通常のダイエットは逆効果。しっかり食べてエネルギーをつくることが大切です。食事は、冷やすものを避け、温かいものや体を温める食材を中心にとりましょう。

②体重の増減が激しい【気滞（きたい）タイプ】

我慢は禁物です。食事量を減らしたり、単品ダイエットなどは、いちばん向いていません。好きなものをいろいろ組み合わせて食べましょう。気のめぐりをよくするためには、香りのよい食材もおすすめです。

③がっちり体型の【湿熱（しつねつ）タイプ】

食べたものをしっかり出す習慣をつくり、体内に余分なものをためないようにしましょう。快便は規則正しい生活リズムから生まれます。夜ふかしをやめて早寝早起き、必要な量をしっかり食べて、しっかり出す。リズムが大切です。早食いは食べすぎにつながるので、よく噛むことを意識して食事をしましょう。お酒、甘いもの、油っこいもの、唐辛子などの刺激物もなるべく避けてくださいね。

④30代から太りだした内臓脂肪が多い【瘀血（おけつ）タイプ】

体を冷やさない、疲れすぎない、ストレスをため込まないように注意して、イキイキとした血の流れを保つよう心がけましょう。瘀血の予防は、何よりも体を冷やさないこと。防寒はもちろんですが、食べるものも体を冷やさないものをとるように心がけましょう。冷たいサラダや果物、清涼飲料水などは避けてください。

5章

こころに効く食材&食べ方

回憂うつ
回イライラ
回不眠
回集中力不足
回記憶力低下
回うつ

こころ

傾向と対策

いかにリラックスさせるか？

やる気が起きなかったり、不安になったり……。これら精神の不安定には、「気」が関わっていると考えます。中でも多いのが「気虚（ききょ）」によるもの。活力の源となる気が不足して、不眠や意欲の低下などの症状があらわれます。ストレスは「気滞（きたい）」という、気のめぐりが悪くなった状態。気疲れして、体内をめぐって体の調子をととのえるはずの気が停滞してしまっているのです。

解消するには、消化吸収のよい食事、とくに野菜たっぷりの和食を食べて、しっかり眠ること。いもや米などには、気を補う力があるとされているので、食事に取り入れましょう。リラックスさせるために、就寝1時間くらい前のハーブティーもおすすめです。

\ 助けて！ 櫻井先生④ /

心のもやもや

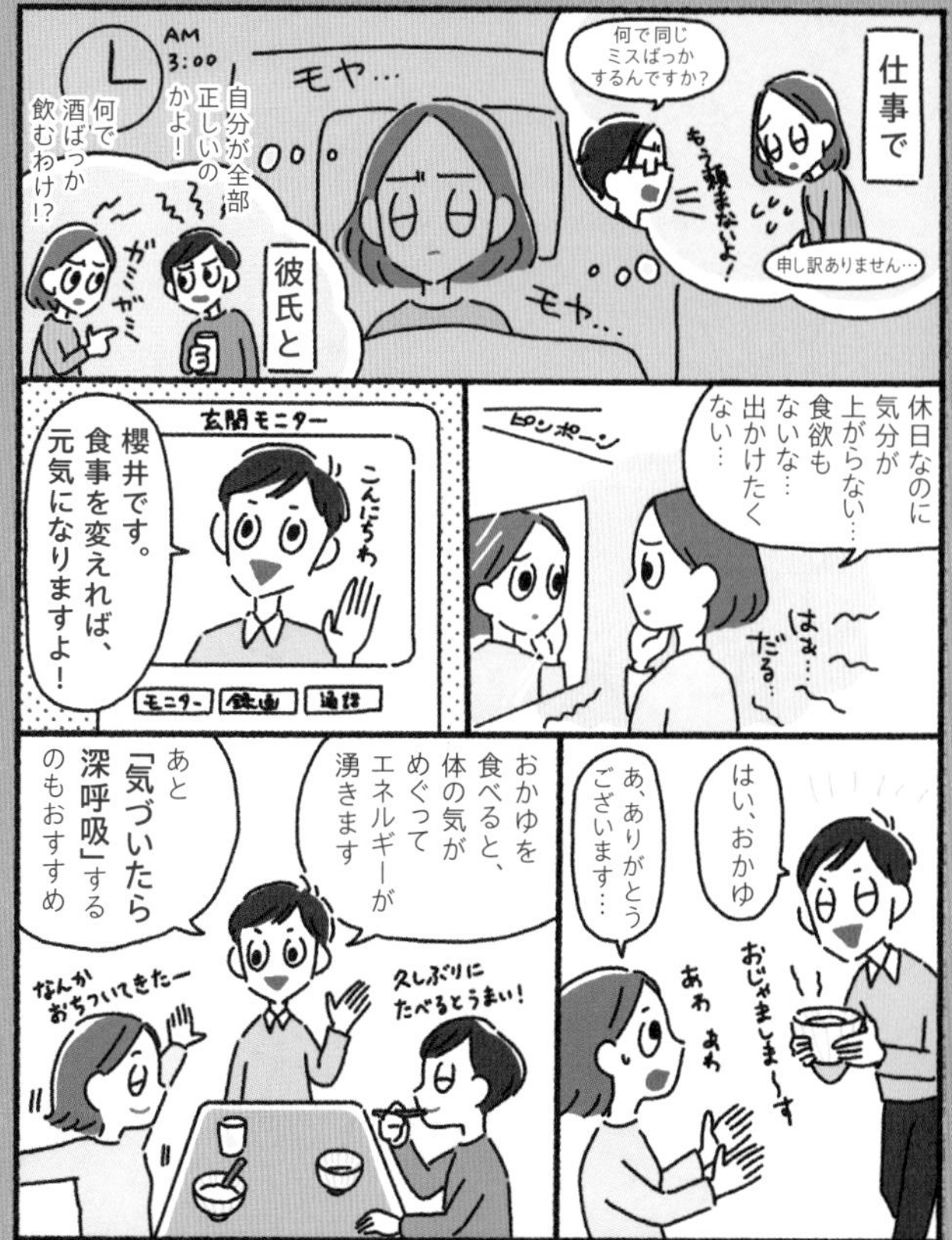

憂うつ

準備時間 5分

憂うつで不安な気持ちには えびの素焼き

そのまま食べられる
桜えびもナイス!

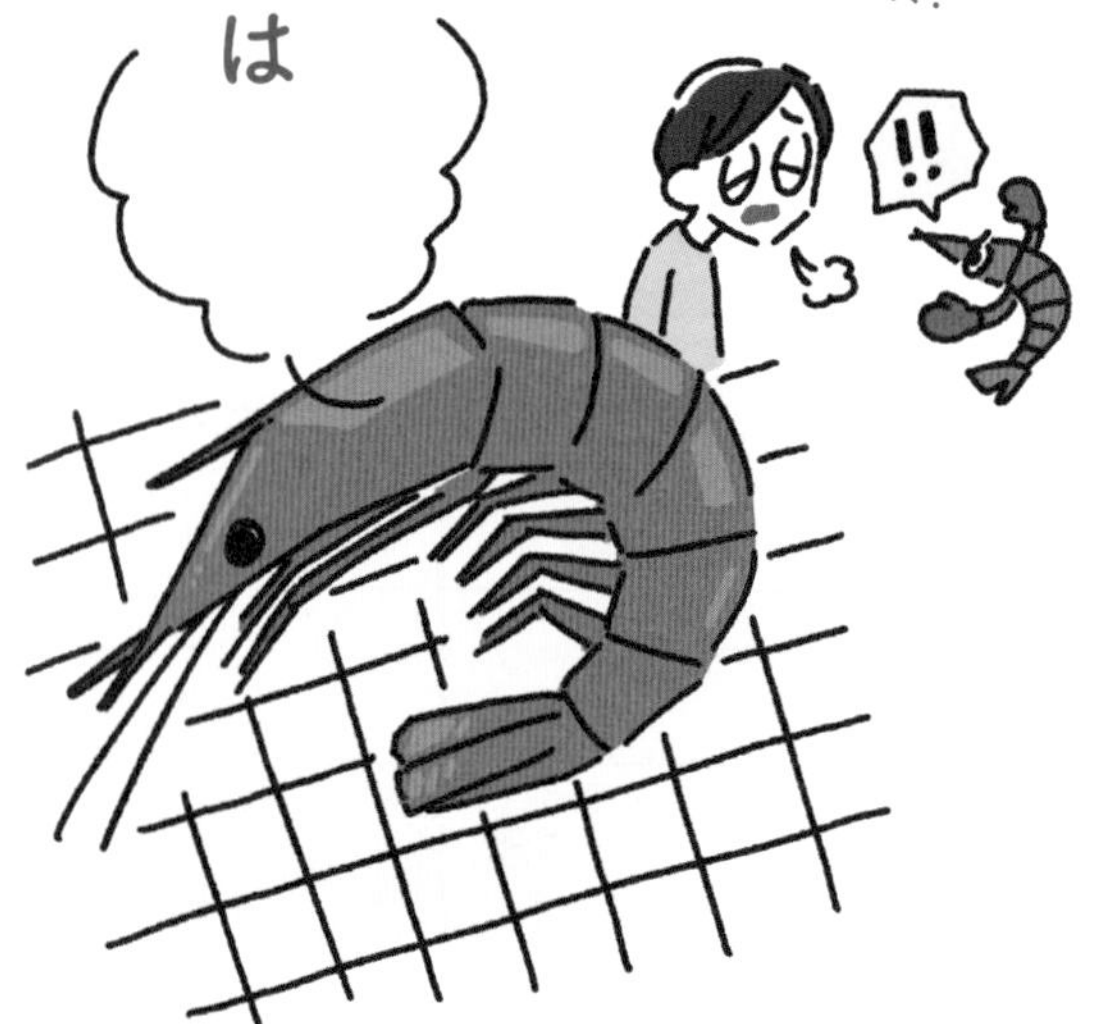

効く食材

えび

属性 温
体質 気虚
味 甘
機能 肝・腎
効能 腎の働きを高め、スタミナをつける。体を温める

コレもおすすめ！

レモン…不安が高まってパニック状態になったときには、生のレモンをかじるのがおすすめです。酸味は、気のめぐりを調節する肝を整える力があります。また、強烈な酸味は不安な気持ちをそらすことにも。

肝の働きが悪くなると情緒不安定を招いてしまう

憂うつやイライラなど情緒が不安定になる状態は、五臓の肝が弱っていると考えられます。この肝、漢方では血（けつ）を蓄え、自律神経系を介して血流の量を調整し、精神情緒を担っていると捉えるところ。

血が減って血流が悪くなることで肝機能が低下し、不安定な気持ちになってしまうというわけです。肝の働きをととのえる食材で、不安な気持ちを吹き飛ばしましょう。

えびは体を温める作用があり、肝の機能を取り戻してくれます。

背わたをとって、軽く塩をふり、グリルやフライパンで焼くだけの素焼きなら手間いらず。また、えびの殻には血行をよくする効果があるため、素揚げにして一緒に食べるとより効果的。

えびは温性で胃を冷やさないので、胃腸の弱い人でも食べられます。

考えてばかりいないで体を動かそう

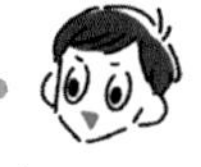

会社との往復だけで1日が終わってしまった……なんてことありませんか？　現代人の脳は、悩みばかりつきまとって、偏った疲れ方をしています。考えてばかりいると、心と体のバランスが崩れます。そうすると、ネガティブになったり、不調を引き起こしやすくなる原因に。忙しくても、5分でも会社を出てリフレッシュするようにしてみてください。どうしても忙しいときは、イスから立ち上がって屈伸するだけでも違いますよ。とにかく、頭だけでなく体も使えるようにする意識が大切です。

イライラ
準備時間
0分

グレープフルーツジュースでイライラをリセット!

怒りを
引きずらないように
すぐ飲むこと

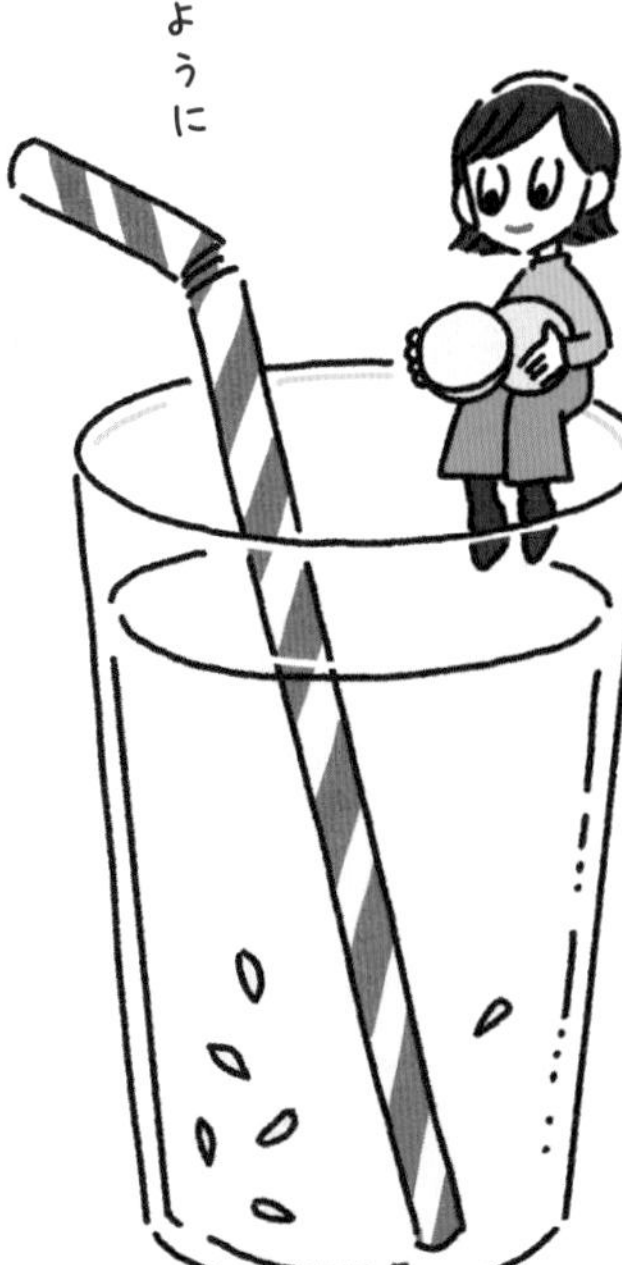

効く食材｜グレープフルーツ

属性：寒　体質：気滞

味：甘・酸・苦　機能：肺・肝・脾

効能：気のめぐりをよくして、胃の機能を回復する

コレもおすすめ！　きゅうりとたこの酢のもの…きゅうりは体の余分な熱をおさめ、たこは気を養う働きがあるので、イライラにはうってつけの一品です。

カッとなったときに自分の熱を冷ます方法を知っておく

マンガの中で、怒っている人の頭から湯気が上がっているのを見たことがありませんか？　イライラとはまさにあの状態です。瞬間的に沸騰し、熱が火となって燃え上がっているということ。漢方では「熱が火に変わった」と考え、気の不足や滞りが一因です。

気のめぐりは肝によってコントロールされているため、肝の熱を冷ますことが重要となります。

突発的なイライラを鎮めるには、

気のめぐりをよくするグレープフルーツジュースがおすすめです。

ストレートのジュースならば市販のものでもいいです。生を搾ってつくると香りや風味もよいですし、ジュースにしないでそのまま食べてもOKです。

つねにイライラしている場合は、「陰虚」と「痰熱（たんねつ）」という状態が原因と考えられます。熱を冷ましたり、潤いを補うセロリ、冬瓜、海藻類をとってください。

香りで気をめぐらせる方法

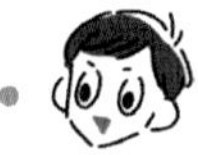

よい香りや自分が好きな香りは気をめぐらせ、すっきりした気分にさせてくれます。好みのハーブティーを淹れて、ゆっくり飲んでみましょう。大きめのマグカップで香りをたっぷり感じるようにです。アロマをディフューザーで楽しんだり、洗面器にお湯を入れてアロマオイルをたらし、その中で足浴なんかもいいですよ。

不眠

準備時間
5分

眠れない日は
レタスの湯引きを
食べて快眠へ

シャキシャキの
生食は避けたい

効く食材

レタス

属性：涼　体質：痰湿

味：苦・甘　機能：肝・脾・肺

効能：体の中の余分な熱をおさめ、水分代謝を盛んにする

コレもおすすめ！

あさりの酒蒸し…体にこもった余分な熱をおさめ、精神を安定させる力もあるあさり。鍋に砂抜きしたあさりと日本酒を入れて中火にかけ、あさりの全部の口が開いたらできあがりです。

熱を冷ますべきか、血を補うべきか 不眠タイプを知る

不眠のタイプはさまざまですが、漢方ではストレス過剰タイプと血（けつ）が足りないタイプに分けます。

ストレス過剰タイプは文字通りストレスが原因。イライラや憂うつ感などの精神不安からなかなか寝つけない。気が高ぶって寝つきが悪いこともあります。ストレスが熱を生んだためにこのようなことが起きるため、熱を冷ますことが大切です。

血が足りないタイプは、不眠が

慢性化した人に多く見られがちです。体を養う血が不足して精神が不安定になり、不安感や気分の落ち込みを感じ、熟睡しにくくなってしまいます。対策は血を補うことです。

レタスは**こもった熱を冷ます力に優れている**ので、熱湯にさっと通して、血を補う力をもったオイスターソースをかけていただきましょう。

ジャスミンティーは眠りを誘わない

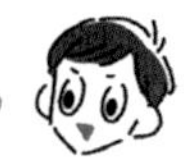

ジャスミンティーが眠りを誘うお茶と思っている人、結構いるのではないでしょうか？　一般的には緑茶にジャスミンの花を混ぜて香りをつけたのがこのお茶。緑茶には頭をすっきりさせて、眠気やだるさを飛ばす力があるので眠れなくなります。寝る前にはカモミールやラベンダーのハーブティーがいいですよ。

集中力不足

準備時間 0 分

気が散るときはカカオ多めのチョコで集中力アップ！

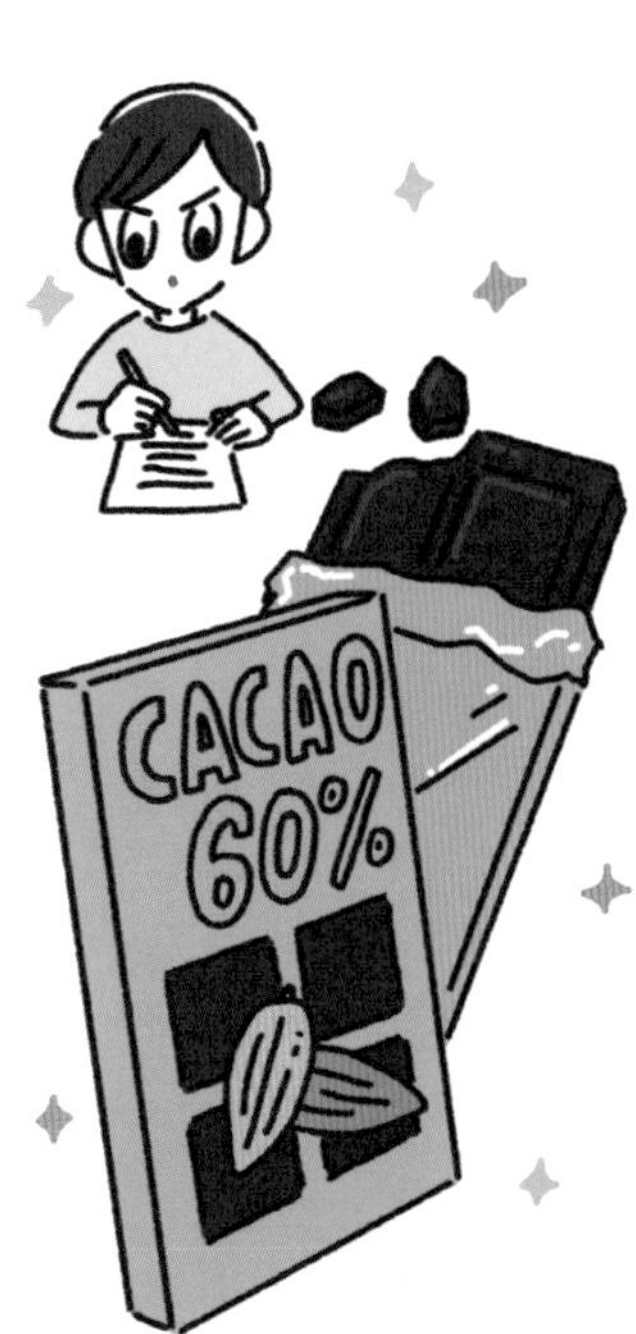

シャキッとしたいなら
コーヒーより
カカオ摂取！

効く食材

チョコレート

属性　平
体質　気虚・気滞
味　甘・苦
機能　肺・心・脾
効能　利尿作用。精神を安定させ、記憶力を向上させる

コレもおすすめ！
ピュアホットココア…チョコレートと同じカカオが原料のココア。カカオ100％で砂糖が入っていないタイプを選んでホットにして飲みましょう。甘みがほしい場合は、はちみつを加えてどうぞ。

集中力を高めるには カカオで気を補給する

何をやってもすぐに気が散漫になって続かないという人は、**おもに腎や脾・胃の弱まりが原因と考えられます。**その結果、気が不足して集中力が失われてしまうのです。

おすすめは、**精神を安定させ、記憶力を向上させるチョコレートです。**といっても、どんなチョコレートでもいいわけではなく、カカオ成分が多くて甘みの少ないもの限定です。最近は、スーパー

やコンビニでも手に入れられますよね。ただし、カカオ自体には脂肪分が多く、胃もたれや胸やけのもとになるため、食べる量はほどほどに。

中国には「過労は気を傷める」という言葉があります。働きすぎは、気を消耗して働きを弱めてしまうという意味。睡眠と休息をしっかりとれる働き方をしてくださいね。

深呼吸でエネルギーをチャージ

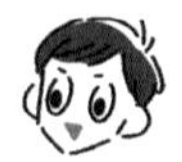

気が散ってきたな……と感じたら、しっかり深呼吸してみましょう。漢方において、エネルギーは新鮮な空気からつくられると考えられています。吸った空気がお腹まで落ちるイメージで呼吸してみてくださいね。(詳しくはP.117)

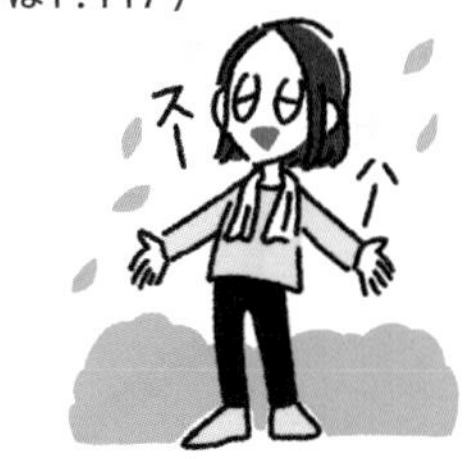

記憶力低下

準備時間 5分

戻す時間は除く

黒きくらげで血の滞りをなくして忘れっぽさを解消

なんで
食べようとしたか
忘れちゃった……

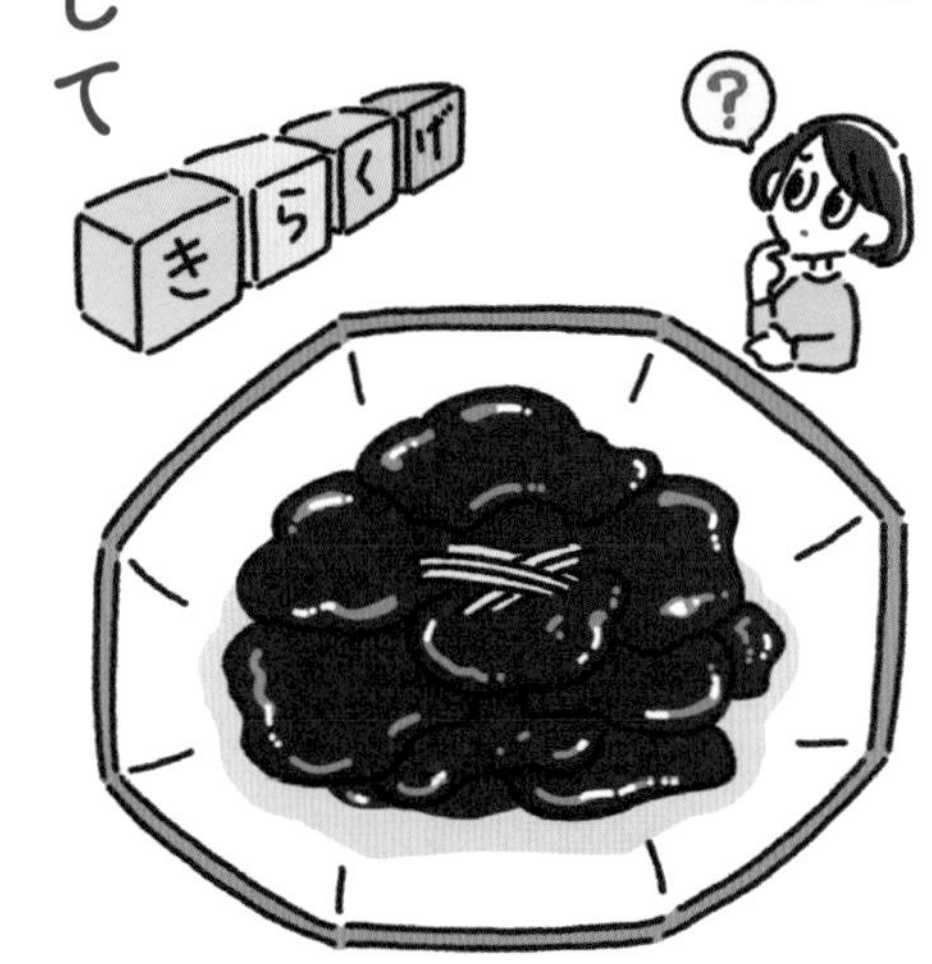

効く食材
黒きくらげ

属性：平
体質：血虚・陰虚・瘀血
味：甘
機能：脾・肺
効能：潤いを補い、血を補ってめぐらせる。精をつける

コレもおすすめ！
サバの塩焼き…腎を補給し、体力をつけ、血を補ってめぐりをよくする力のあるサバ。缶詰は手軽ですが塩分が気になるので、塩焼きがおすすめです。血合いは鉄分を多く含むので、残さず食べましょう。

黒きくらげはアンチエイジングの強い味方

「はるか昔のことは覚えているのに新しいことは覚えられない」「なんだか物忘れがひどい」などの記憶力の低下は、老化のサイン。**漢方で、老化は生命力の源である精の不足と、精を蓄える腎の弱りと考えます。**腎が弱ると、腰痛、筋肉や骨の衰え、知力や体力の低下などが見られるようになります。気と血を補って、腎の働きを強化しましょう。

精を補う黒きくらげはアンチエ

イジングの強い味方となる食材です。血液中にこもった熱をおさめ、血行をよくし、血液に栄養も与えてくれます。無味無臭でどんな料理にも合いますので、さまざまな料理に入れて食べてください。

「黒きくらげのあえもの」は、水で戻した黒きくらげを醤油とごま油であえるだけの、簡単にできる一品。乾燥した黒きくらげを戻すには6時間以上かかりますので、早めに準備しておきましょう。

同じ形を食べる中国

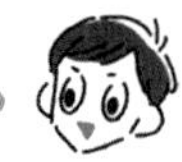

中国では昔から、「同類相補」といって、形が似ているものを食べて、体の弱い部分を強くするという考え方があります。たとえば、記憶力を高めるには、脳の形に似ているクルミ。しわが入った形状が頭をよくするとして、何千年も前から中国で盛んに食べられていたという説が。現代栄養学でも裏付けられてきています。

うつ
準備時間
0分

うつかな……と思ったら、うずらの卵でエネルギーを補給！

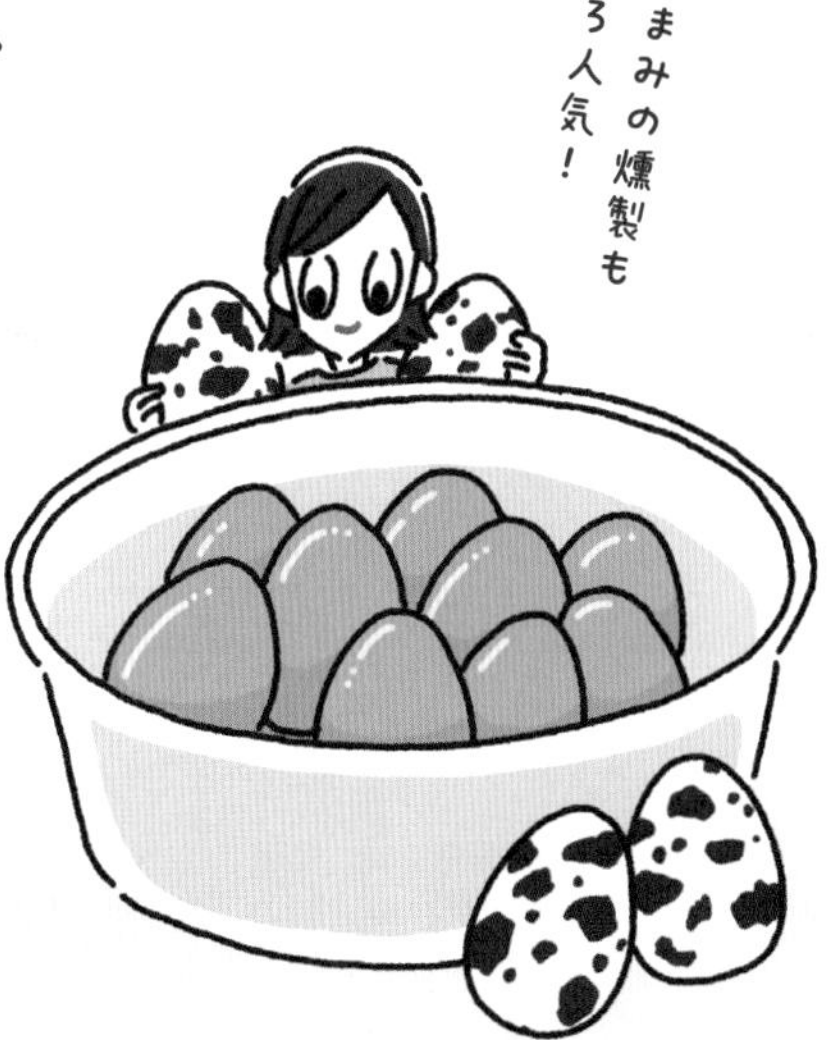

おつまみの燻製も近ごろ人気！

効く食材

うずらの卵

属性　平
体質　気虚
味　甘
機能　脾・肝・腎
効能　元気をつける。異常な興奮を鎮める。脳を活性化する

コレもおすすめ！　**春菊のごまあえ**…独特の香りが気のめぐりをよくし、精神を安定させます。熱湯でさっとゆでた春菊を2～3cmの長さに切り、醤油で味付け。炒りごまをたっぷり加えてあえます。

うずらの卵でストレス知らずの体を目指そう

「うつ」というと心の問題と捉えがちですよね。しかし、漢方ではそれだけではなく、気が足りずに、気力ややる気がなく、無気力になってしまうことがうつを招くと考えます。気が不足するということは、五臓がしっかり働けず、思考も記憶力も感情もすべて不安定になってしまいます。そうなると、体が弱ってきて、心身にトラブルが起きるのです。

気を補い、脳を活性化させてや

る気を起こさせるのが「うずらの卵」。水煮になった状態のものが売っていますから、手軽に食べられますね。そのままでもいいですし、料理に加えてもいいですよ。

うずらの卵のような食材をとることも大切ですが、何よりも重要なのはストレスをため込まないこと。働きすぎ、遊びすぎ、食べすぎなどはストレスにつながります。何事もほどほどに。

いくら遅く寝ても、朝はいつも通り起きること！

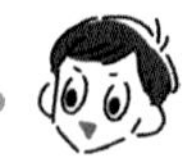

気分が滅入る人は、日中にしっかり太陽の光を浴びることが重要です。漢方では、太陽がもつエネルギーが体を温めて元気にしてくれると考えるからです。前の晩にいくら夜ふかしをしても、翌朝はいつも通りの時間に起きること。いつもの起床リズムを崩さない、これが本当に大事なので、心に刻んでおいてくださいね。

6章

何が足りていない？体質タイプ別食べ方

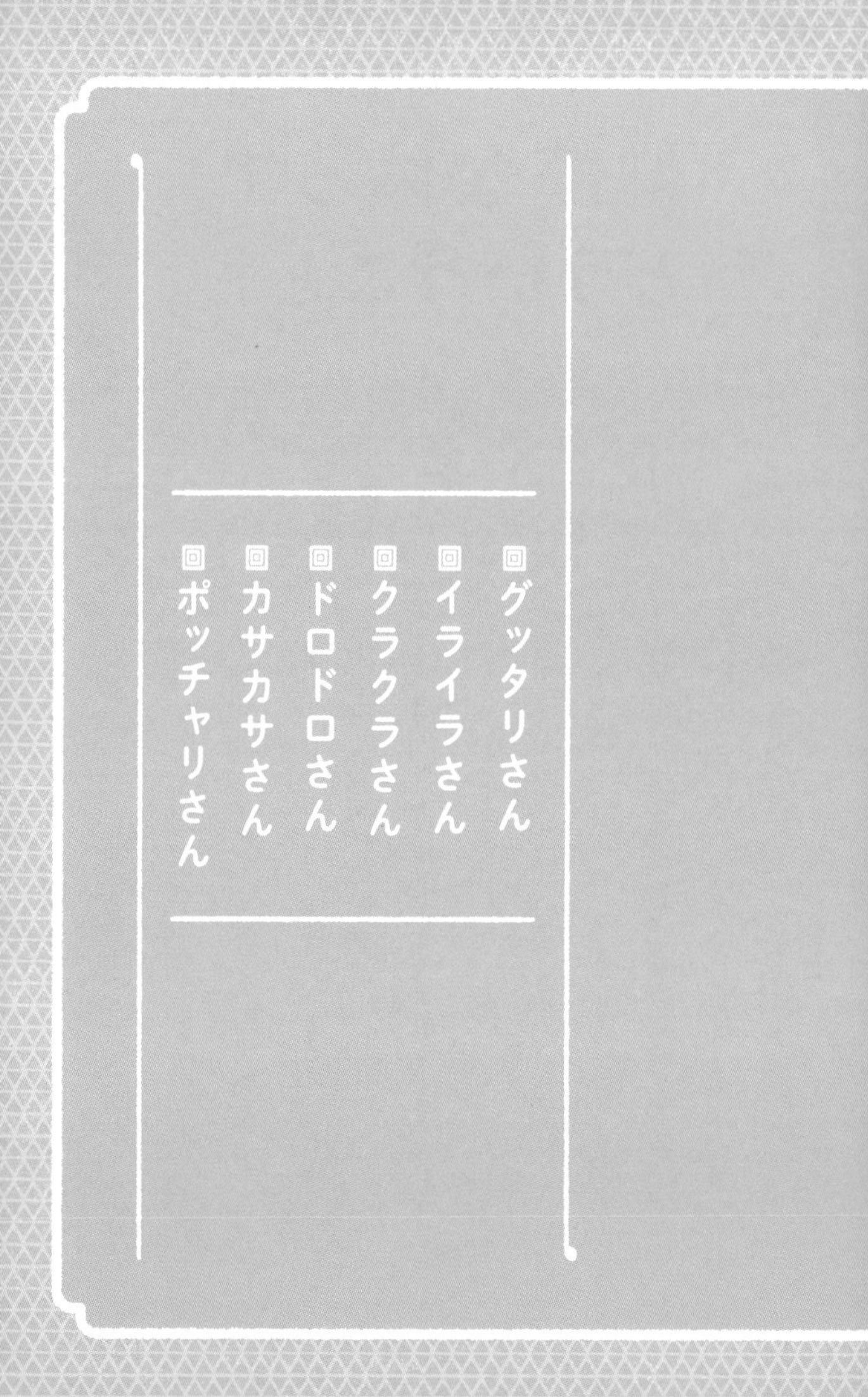

グッタリさん
イライラさん
クラクラさん
ドロドロさん
カサカサさん
ポッチャリさん

健康な体ってどういうこと？

気・血・水の量が充分でよどみなく循環している状態

30ページで解説しましたが、漢方で人の体は、「気」＝生命の源となるエネルギー、「血」＝臓器や組織に栄養と潤いを与える血液、「水」＝血液以外の体液という3つの要素から成り立っていると考えられます。

「水は川、血は船、気は舵をとる人をあらわす」といわれるように、気・血・水はお互いに深く関わり合っています。そして、この3つの量が十分で、バランスがとれていると健康な状態が保たれていることになります。逆に、量が不足したり、滞ってしまうと、バランスが崩れて不調が起こってしまうのです。

問題アリ！な6つの体質

気虚（ききょ）

気が不足している

元気や気力という言葉のように「気」は活力・エネルギーのもと。この気の量が不足しているのが「気虚」です。**疲労を感じやすく、免疫力が低下**してカゼなどもひきやすくなります。

気滞（きたい）

気が停滞している

おもにストレスや精神的な過労が続き、「気」の流れが悪くなって滞っている状態。精神的に不安定になり、**イライラしたり落ち込んだり**といった不調があらわれやすくなります。

血虚（けっきょ）

血が不足している

体に栄養を行きわたらせる「血」が不足した状態。肌や臓器に血が行きわたらないので、ツヤのない青白い顔色になったり、**めまいや立ちくらみ**、肌がカサカサになったりします。

瘀血（おけつ）

血が停滞している

血がドロドロして「血」のめぐりが悪い状態。顔や唇の色が暗い、**手足の冷え**などの症状があらわれ、さらに血行不良が続くと、**慢性的な肩こり、頭痛**などを引き起こすことも。

陰虚（いんきょ）

水が不足している

体を潤す「水分」（血液以外の体液）が足りない状態。やせ気味、頬が赤みをおびやすく、**耳鳴り、寝汗**などがあらわれやすくなります。**目やのどが乾いたり**、便秘になったりもします。

痰湿（たんしつ）

水が停滞している

体の中で水分代謝が悪くなって、余分な水分や脂肪分がたまった状態。**肥満や高脂血症**になりやすく、ひどくなると動脈硬化や狭心症、脳梗塞を引き起こす要因にもなります。

あなたはどのタイプ？

体質チェックリスト

次のチェックリストにあてはまる症状があれば、
チェックをつけてください。
チェックした項目が3個以上あるタイプが、
あなたの体質。
複数に及んでいる場合もあります。

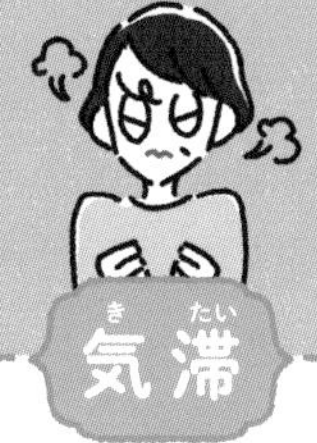

気滞（きたい）

- □ 怒りっぽい
- □ ため息をよくつく
- □ のどや胸がつかえる
- □ ゲップがよく出る
- □ 生活が不規則
- □ 頭痛がする
- □ 月経前に体調が悪くなる
- □ おならが多い

→P199へ

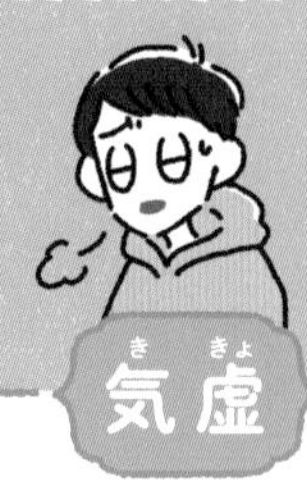

気虚（ききょ）

- □ 体が疲れやすい
- □ 無気力感がある
- □ 汗をかきやすい
- □ カゼをひくことが多い
- □ 手足が冷える
- □ 息切れしやすい
- □ 下痢になりやすい
- □ 食欲があまりない

→P196へ

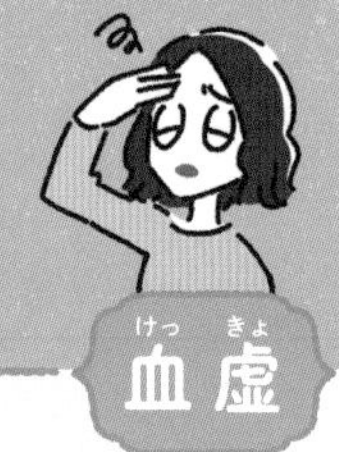

血虚(けっきょ)

- □ 顔色が悪い、色白
- □ 立ちくらみをよくする
- □ 眠りが浅い
- □ 皮膚にツヤがない
- □ 経血量が少ない
- □ 足がつりやすい
- □ 肌がカサカサする
- □ 目が疲れやすい

→ P202へ

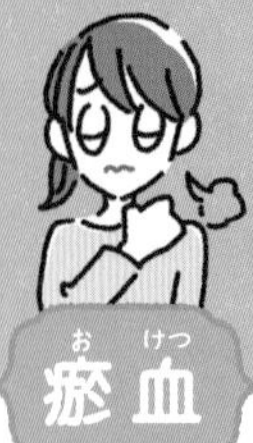

瘀血(おけつ)

- □ 顔色や唇の色が暗い
- □ 頭痛がする
- □ 肩こりに悩んでいる
- □ 手足が冷えやすい
- □ アザができやすい
- □ クマがある
- □ 月経異常がある
- □ 肌がざらざらしている

→ P205へ

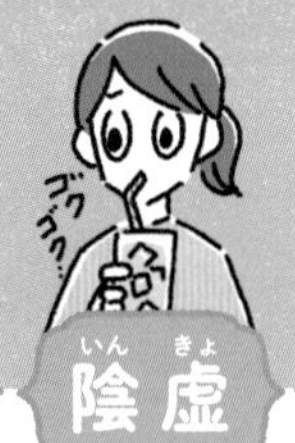

陰虚（いんきょ）

- □ 痩せ型
- □ 口やのどが乾く
- □ 耳鳴りがするときがある
- □ 便がコロコロ
- □ 肌や髪が乾燥気味
- □ のぼせやすい
- □ 空せきがよく出る
- □ 冷たい飲み物が好き

→ P208へ

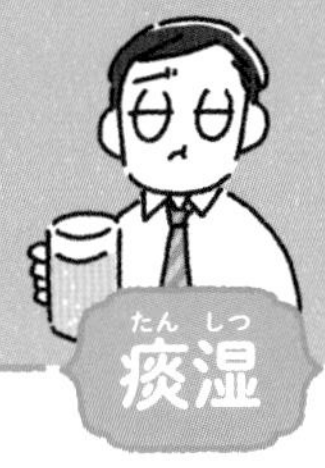

痰湿（たんしつ）

- □ 全身が重くてだるい
- □ お酒をよく飲む
- □ 揚げ物をよく食べる
- □ にきびができやすい
- □ 太っている
- □ 痰が時々からむ
- □ 舌の苔が厚い
- □ 甘いものが好き

→ P211へ

気虚（ききょ）タイプ

どうにもやる気が起きない…
グッタリさん

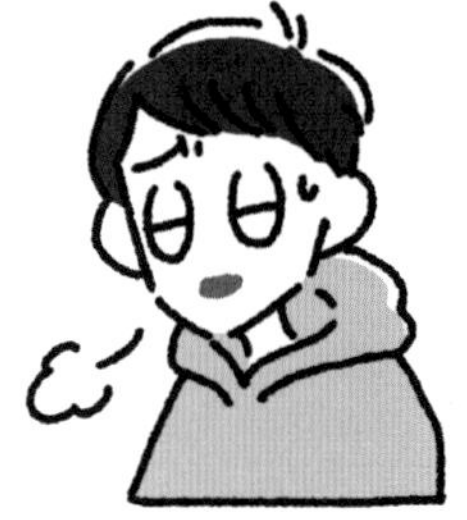

倦怠感だけでなくカゼもひきやすい

「気」が不足すると、体温の維持や汗のコントロール、新陳代謝などがうまく働かなくなり、免疫力が低下。疲労や倦怠感を感じやすく、冷え性にもつながります。胃腸が冷えると、消化機能が低下するため、食欲不振や胃もたれ、軟便や下痢の原因に。

カゼをひきやすく、治りにくく、花粉症、頻尿、不妊症もあらわれやすくなります。

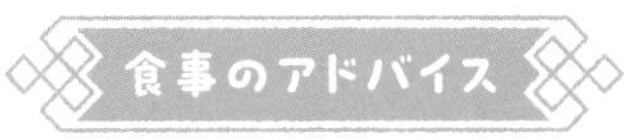

なんでも火を通して胃腸に負担をかけない

胃腸の消化吸収の働きを高めるために、なるべく火を通して食べること。冷たいもの、刺身などの生もの、天ぷらなどの油っこいもの、刺激の強いものは避けましょう。胃腸が弱っているときには、肉類も控えるようにしてくださいね。

おすすめの食材

- 牛肉
- 鶏肉
- えび
- うなぎ
- かぼちゃ
- にんにく
- 山いも
- きのこ
- 卵
- 納豆
- 豆類
- 米、もち米
- 栗
- クルミ
- りんご

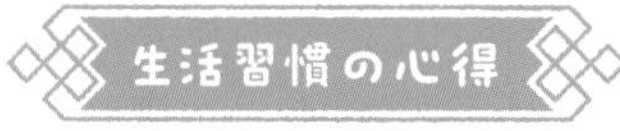

しっかり休み、適度な運動を続けること

働きすぎは気を消耗して気の働きを弱めてしまいます。過労となることは避けて、休息と睡眠をしっかりとりましょう。自然の中でのウォーキングや適度な運動は、体内の気を増やします。やりすぎることなく、あくまでも適度に続けましょう。自分が継続できる頻度が大切です。

また、疲れやすいと感じたら、発汗のしすぎに注意を。汗をたくさんかくとサッパリするように感じますが、じつは余計に疲れてしまうもの。発汗を促す長風呂、岩盤浴、ホットヨガ、サウナなどは控えめにしましょう。

気滞（きたい）タイプ

ささいなことでカッカしてしまう
イライラさん

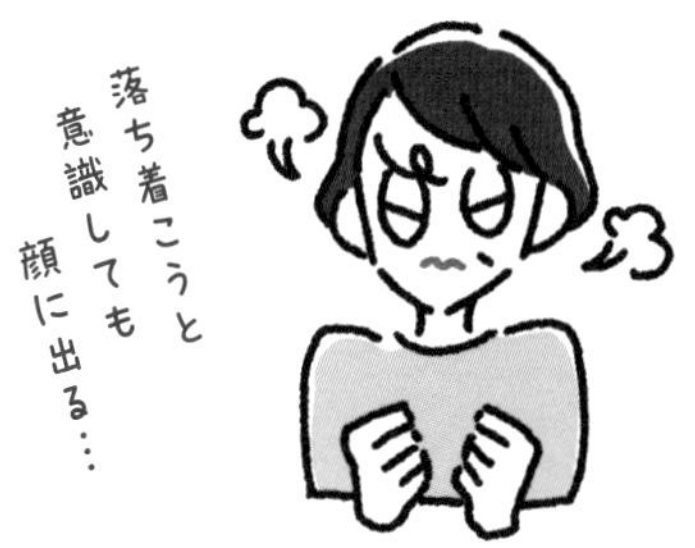

精神が不安定になり負の連鎖を生む

　ストレスや精神的な過労が続き、「気」がうまくめぐらずに滞った状態です。イライラ、憂うつ、不安で落ち込みやすくなります。こめかみや乳房のハリ、両脇のハリ、舌の側面の赤みなど、体の側面に症状が出ることも。胃やお腹が張ってガスがたまる、げっぷが多くなることもあります。

　女性は、月経の不順やＰＭＳ（月経前症候群）などに悩まされる人も多くいます。

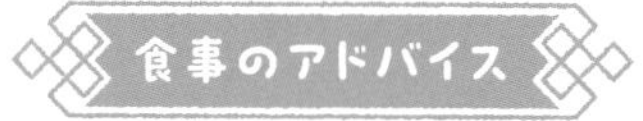

香りが強い野菜を加熱しすぎないで

香りがよいものは気のめぐりをよくして、ストレスを発散させます。春菊やセロリなどの野菜は加熱しすぎると、香りが飛んでしまうので、調理の最後に加えること。辛いものは控え、お酒の飲みすぎにも注意。

おすすめの食材

- レバー
- あさり
- シジミ
- 玉ねぎ
- セロリ
- 春菊
- ゴーヤー
- 香味野菜（パセリ、香菜）
- ハーブ（ミント、ジャスミン）
- らっきょう
- クコの実
- オレンジ
- みかん
- グレープフルーツ
- ぶどう

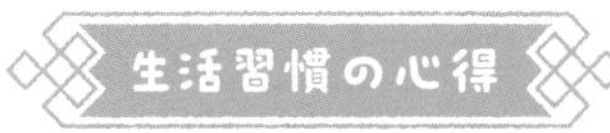

ストレスをためないよう、大きく深呼吸してみる

　ストレスが気を滞らせる大きな要因です。ストレスがたまらない生活を心がけてください。どんなに忙しくても心のゆとりを忘れずに。イライラしたり怒ったりしても何もいいことはありませんよ。そんな気持ちになったときは、大きくひとつ深呼吸を。親しい友人と思いっきりおしゃべりしたり、好きなことに没頭してみるなど、気分を上手に転換しましょう。

　嫌なことがあったり言われたりしたら、それを思い返すのではなく、「気をそらす」ことをしてみてください。イライラ防止になりますよ。

血虚（けっきょ）タイプ

栄養と潤いが不足しがち
クラクラさん

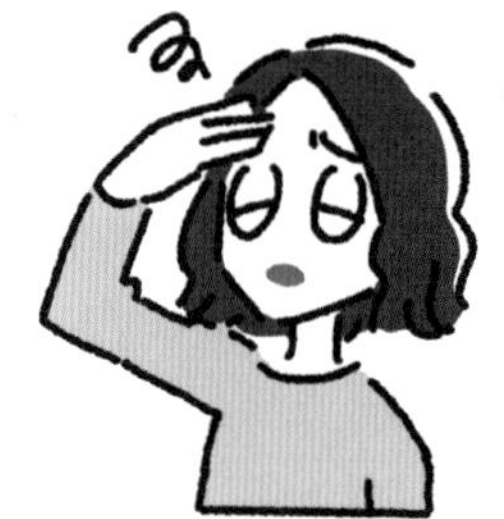

めまいや
立ちくらみに
悩まされる

肌ツヤがなくて青白い顔色が問題

　血虚は、血（けつ）の量が足りていない状態で、貧血気味な人にあてはまります。体に栄養を運ぶ血が足りないため、肌や臓器に栄養が行きわたらなくなり、ツヤのない顔に。また、血の働きも悪くなっているため、不眠や抜け毛などの悩みもあります。女性は月経不順や不妊などのトラブルが起きやすくなったり、目の疲れや視力の衰え、動悸、息切れなどの症状も。

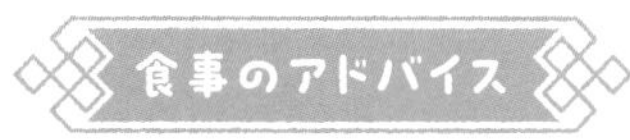

血の量を増やす
黒と赤の食べ物を！

　血を補う黒いもの、黒豆や黒ごま、黒きくらげなどを意識してとりましょう。ぶどうや昨今見かけるリュウガンなどもおすすめ。これらの食材には、血をつくる作用があります。胃腸に負担をかけない食事も心がけて。

おすすめの食材

- 地鶏
- 豚肉
- 牛肉
- 羊肉
- レバー
- カキ
- イカ
- うなぎ
- にんじん
- キャベツ
- ほうれん草
- 黒きくらげ
- 卵
- 黒豆
- 黒ごま
- クコの実
- 松の実
- プルーン

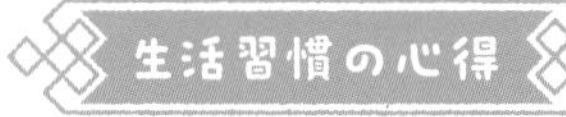

規則正しい生活と軽めの運動

血虚タイプは、消化機能が弱いことが多いので、まずは正しい食生活のリズムをつくりましょう。朝昼晩の食事はできるだけ同じ時間に食べること。朝食も食べるように心がけましょう。

夜ふかしや無理なダイエットも控えてください。目や脳、体の負担が増えないように、パソコンやテレビはほどほどにしましょう。

また、長風呂や熱いお風呂もやめたほうがいいですね。血虚状態が続くと、骨がもろくなり、心臓も弱まってきます。激しい運動は避け、散歩などの軽い運動がおすすめ。

瘀血（おけつ）タイプ

体のめぐりが低下している ドロドロさん

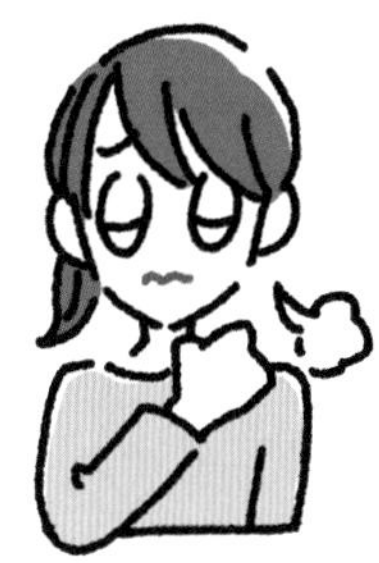

老廃物が蓄積して顔や唇の色が暗い

血液そのものと、血液を運ぶ栄養素や酸素などを含めた「血（けつ）」がドロドロしてめぐりが悪くなっている状態です。

しみやそばかすが多く、慢性的な頭痛、肩こり、関節炎なども多く見られ、月経痛、筋腫、内膜症、肝硬変、経血にレバー状の塊も見られます。顔色が悪く、唇や歯ぐきの色がどす黒い場合も多いです。目の下にクマができやすい人もこのタイプですね。

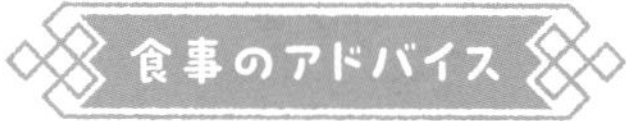

血をサラサラにする食材で栄養を滞りなく運ぶ

血をサラサラにしてめぐりをよくする食材を積極的にとりましょう。玉ねぎやチンゲン菜、鮭などがおすすめです。動物性脂肪、暴飲暴食、冷たい飲み物、アイスクリームなどは血行不良の原因です。

おすすめの食材

- マグロ
- 鮭
- イワシ
- サンマ
- たら
- 玉ねぎ
- 三つ葉
- なす
- みょうが
- チンゲン菜
- 黒きくらげ
- ザーサイ
- 納豆
- クランベリー
- 桃
- 紅茶
- お酢
- サフラン

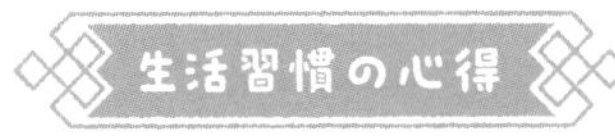

こまめに屈伸や腕回しをして動く

食事以外で血のめぐりをよくするには、まず動くこと！　体が冷えていると瘀血になりやすいので、冷房は控えめに。また、長時間同じ姿勢でパソコン作業やデスクワークをしないように心がけましょう。1時間に1回は立ち上がって屈伸したり、腕や首を回すなどして体を動かしてくださいね。目を休めることも大切ですよ。

さらに、体を温めると血行がよくなるので、シャワーだけですませないで湯船につかるようにしましょう。日中も足元など末端が冷えないように、夏でも靴下をはくように。

陰虚（いんきょ）タイプ

体の水分不足が緊急事態!?

カサカサさん

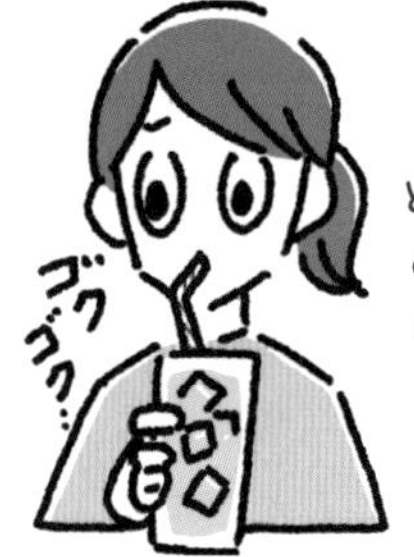

肌や目が乾燥して空せきも出る

血液以外の体液、つまり体を潤す「水」が足りない状態です。水はバランスを保つために「体を潤し、熱を冷ます」という重要な役割を担っています。

潤いが不足すると、肌が乾燥し、空せき、のどや口の乾きなどが見られるようになります。また熱を冷ましにくくなるため、頬に赤みをおびやすく、微熱や寝汗があらわれやすくなります。

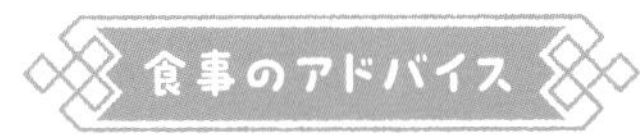

酸味と甘味を一緒にとって食べて潤すこと

酸味と甘味を合わせてとると、体に潤いを生じさせます。酢豚や、米と梅干しなど、酸味と甘味の食べ物を一緒にとりましょう。潤い不足だからと水をゴクゴク飲むのはNG。辛いもの、熱いものも避けましょう。

おすすめの食材

- 豚肉
- あさり
- 牡蠣
- イカ
- きゅうり
- トマト
- オクラ
- れんこん
- 山いも
- えのき
- 卵
- 豆腐
- 豆乳
- 白ごま
- バナナ
- みかん
- りんご
- ヨーグルト

春夏も秋冬も 乾燥対策を

気温が上昇して、つい水分をとりたくなる春夏は、ドリンクよりも食材で潤すこと。反対に、空気の乾燥が厳しくなる秋冬は、温かい飲み物もよいですが、加湿器を使えば呼吸器系を保湿できます。このように、一年を通して、体の乾燥対策を意識してくださいね。

また、23時までには寝るようにし、たっぷり睡眠をとるようにしましょう。ジョギングやストレッチなど適度な運動もおすすめです。ストレスや疲労はなるべくすぐに対処し、喫煙も控えたほうが無難です。

痰湿（たんしつ）タイプ

不規則な生活を今すぐ正したい

ポッチャリさん

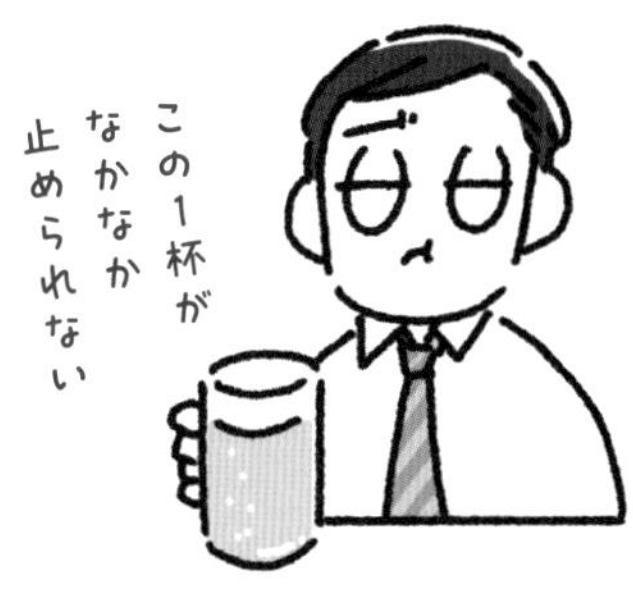

体がむくんでずっと重だるい

水は流れが滞ると、にごってきます。体の中でも水分代謝が悪いと、余分な水分がたまります。この状態が「痰湿」です。過度な飲酒、生ものや冷たいもののとりすぎによってむくみが生じ、どんどん悪化していきます。

このタイプは体が重だるく、関節炎、リウマチなどの症状が出やすくなります。ほかに、頭が重い、吐き気やめまい、痰が出る場合もあります。

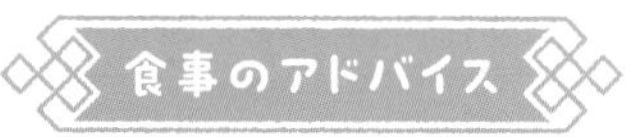

食物繊維をとれば
体質改善に有効

食物繊維に富んだ玄米、雑穀類、海藻、根菜などをよく噛んで食べること。食物繊維は体内を掃除するような働きがあり、痰湿体質を改善するのにはぴったり。動物性脂肪やチョコレート、炭酸飲料、お酒は適度に。

おすすめの食材

- 白身魚
- あさり
- セロリ
- 玉ねぎ
- ねぎ
- 緑豆もやし
- 大根
- かぶ
- にんにく
- エリンギ
- わかめ
- こんにゃく
- 小豆
- 豆乳
- 玄米
- キウイ
- ぶどう
- 緑茶

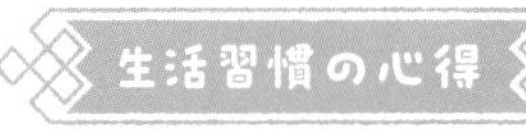

運動をして汗をかき、老廃物を排出！

このタイプの体質を改善するには、できるだけ毎日運動をすること。体を動かし、汗をしっかりかいて、体にたまった余分な水分や老廃物を積極的に排出しましょう。

おすすめは速歩きの散歩。立派な有酸素運動になります。ランニングだと何日も続けるのは難しいので、少し汗が出て疲れを感じるくらいでよいでしょう。

運動の後は疲れを残さないように、たっぷりと睡眠をとるようにしてください。さらにタバコの吸いすぎは、とくによくありませんので控えてくださいね。

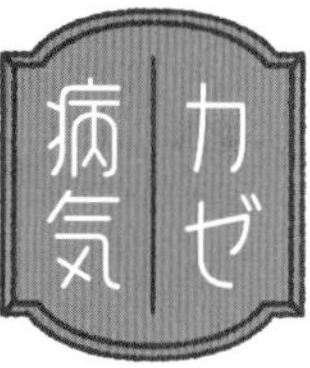

〈発熱〉
- シジミ
- きゅうり
- ごぼう
- セロリ
- 冬瓜
- 豆苗
- なす
- ゴーヤー
- わかめ
- 葛粉
- そば
- いちご
- りんご
- ミント
- 緑茶

〈寒気・悪寒〉
- 鶏肉
- アジ
- かぼちゃ
- しょうが
- 玉ねぎ
- ニラ
- にんにく
- ねぎ
- 黒米
- クルミ
- 甘酒
- 紅茶
- シナモン
- こしょう
- 黒糖

〈せき〉
- えごま
- ゆり根
- 豆乳
- 湯葉
- 落花生
- 梨
- かりん

〈下痢〉
- しそ
- 梅干し
- ザクロ

- ナツメグ

〈胃腸の弱り〉
- 鴨肉
- にんじん
- ねぎ
- とうもろこしのひげ
- じゃがいも
- さつまいも
- そら豆
- 大豆
- きび
- 黒米
- もち米

〈胸やけ〉
- キャベツ
- オクラ
- かぶ
- コリアンダー
- 大根（生）
- パセリ
- キウイフルーツ
- 米麹
- 烏龍茶

〈頭痛〉

冷えからくるもの
- ねぎ

熱によるもの
- 緑茶

疲労で悪化するもの
- 鶏肉
- イカ
- えび
- じゃがいも
- さつまいも
- 山いも
- かぼちゃ
- にんじん
- しいたけ
- 卵
- 豆腐

〈鼻水〉

ドロドロの鼻水
- バナナ
- セロリ

サラサラした鼻水
- えび
- ねぎ
- しょうが
- パクチー
- しそ
- シナモン
- 唐辛子
- ニラ
- クルミ
- 栗

〈のどの痛み〉
- れんこん
- 大根
- ごぼう
- ミント
- 豆腐
- いちご
- はちみつ

〈めまい〉
頭がターバンを巻いたように重いとき
・えのき
・わかめ
エネルギー不足による立ちくらみがあるとき
・えび
・レバー
・羊肉
・山いも
怒りやストレスによるもの
・香味野菜
・柑橘類

〈貧血・立ちくらみ〉
・牛肉
・レバー
・イワシ
・シジミ
・カツオ
・サバ
・たこ
・たら
・ぶり
・マナガツオ
・小松菜
・アーモンド
・うずらの卵

〈便秘〉
・きゅうり
・ニラ
・白菜
・モロヘイヤ
・アボカド
・えのき
・しめじ
・ひよこ豆
・白ごま
・はちみつ

〈花粉症〉
・鶏肉
・ごぼう
・キャベツ
・玉ねぎ

・トマト
・かぼちゃ
・にんじん
・じゃがいも
・さつまいも
・まいたけ
・長いも
・もち米

〈口内炎〉
・こんにゃく
・アロエ
・いちご
・キウイフルーツ
・きゅうり
・スイカ

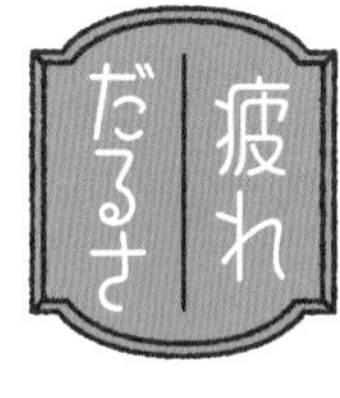

疲労・夏バテ

- 牛肉
- 鶏肉
- 豚肉
- タコ
- アンチョビ
- きのこ類
- 黒豆
- おかゆ＋梅干し
- 桃
- 甘酒

体が重い

- シジミ
- とうもろこし
- さやいんげん
- 大豆もやし
- なす
- はと麦

肩こり

- うなぎ
- 鮭
- 小松菜
- 玉ねぎ
- ニラ
- パセリ
- 納豆
- 小豆
- プルーン
- 甘酒
- 酢

むくみ

- 鮭
- シジミ
- 冬瓜
- キャベツ
- 山いも
- かぼちゃ
- しょうが
- きゅうり
- 大豆もやし
- 唐辛子
- 小豆
- 米
- ナッツ
- 紅茶

食欲不振

- 白身魚
- オクラ
- かぼちゃ
- トマト
- 玉ねぎ
- とうもろこし
- 山いも
- さつまいも
- にんにく
- きのこ類
- 梅干し
- 豆腐
- りんご

二日酔い

- 緑豆もやし

- オレンジ
- 柿
- グレープフルーツ
- 梨
- コーヒー

目の疲れ

- マグロ
- レバー
- シジミ
- カシューナッツ
- 枝豆
- ほうれん草
- モロヘイヤ
- 卵
- クコの実
- 菊花

足がつる

血の不足によるもの

- マグロ
- イカ
- シジミ
- カシューナッツ
- 枝豆
- ほうれん草
- モロヘイヤ
- 卵

潤い不足によるもの

- かぶ
- 山いも
- 豆腐

冷えによるもの

- 鶏肉
- 玉ねぎ
- しょうが

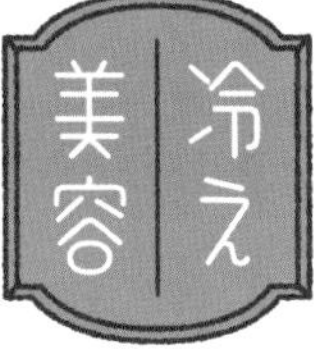

手足の冷え

- 鶏肉
- 羊肉
- 鮭
- アジ
- かぼちゃ
- しょうが
- 玉ねぎ
- 菜の花
- にら
- にんにく
- ねぎ
- ナツメ
- クルミ
- 黒豆
- 黒糖

末端の冷え

- 玉ねぎ
- 赤ワイン

のぼせ

- ゴーヤー
- 緑豆もやし
- ひじき

- キウイフルーツ
- いちご
- スイカ
- レモン
- 緑茶

〈多汗〉

のぼせによるもの

- トマト
- ブロッコリー
- アスパラ
- きゅうり
- 梨

疲労によるもの

- 山いも
- 長いも
- しいたけ
- もち米
- 甘酒
- さくらんぼ
- 桃

〈体臭・口臭〉

- わかめ
- 昆布
- クラゲ
- もずく
- のり
- こんにゃく
- えのき
- メロン

〈肥満〉

- あさり
- にんじん
- 枝豆
- かぼちゃ
- たけのこ
- えのき
- 昆布
- もずく
- わかめ
- 黒ごま

〈しみ・くすみ〉

- 鮭
- マグロ
- ナマコ
- 小松菜
- ニラ
- パセリ
- トマト
- 山いも
- 黒きくらげ
- 黒豆
- 黒米
- 黒ごま
- 納豆
- いちご
- 甘酒
- 黒糖
- 小豆

〈乾燥肌〉

- 枝豆
- ほうれん草
- 白菜
- じゃがいも
- 卵
- 豆腐
- 豆乳

●ごま
●カシューナッツ
●りんご
●梨

〈にきび〉
●なす
●ゴーヤー
●こんにゃく
●緑豆春雨
●緑豆もやし
●アロエ

〈パサパサ髪〉
●マグロ
●レバー
●枝豆
●にんじん

●ほうれん草
●モロヘイヤ
●卵
●カシューナッツ
●黒きくらげ
●黒ごま
●昆布
●ひじき
●プルーン

〈歯のトラブル〉
歯の痛み
●山いも
●クルミ
歯ぐきのトラブル
●豚肉
●レバー

●ほうれん草
●白菜
●れんこん

〈PMS〉
●鶏レバー
●ピーマン
●ほうれん草
●卵
●カシューナッツ
●ブルーベリー
●プルーン

〈更年期障害〉
●豚肉
●レバー
●うなぎ
●すっぽん

●貝類
●ニラ
●キャベツ
●ごぼう
●ブロッコリー
●えごま
●マッシュルーム
●海藻類
●卵
●ごま
●栗
●クルミ

〈頻尿・尿もれ〉
冷えがない場合
●ほうれん草
●れんこん
●山いも

- ぎんなん
- 栗
- クルミ
- クコの実
- 松の実
- 梅
- ザクロ
- りんご

冷えがある場合

- しょうが
- にんにく
- ねぎ

胃腸の弱りによる場合

- いも類
- 米

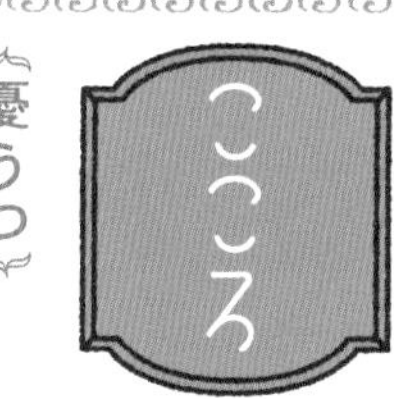

憂うつ

- えび
- 牡蠣
- とうもろこし
- レモン
- 紅茶

イライラ

- たこ
- きゅうり
- しそ
- セロリ
- ピーマン
- 大根
- 冬瓜
- 海藻類
- グレープフルーツ
- みかん
- 赤ワイン
- ジャスミン茶

不眠

- 牡蠣
- あさり
- レタス
- カモミールティー
- ハーブティー（ラベンダー）

集中力不足

- カカオ
- ココア
- クルミ

記憶力低下

- アジ
- サバ
- 黒きくらげ
- クルミ

うつ

- 春菊
- うずらの卵
- 納豆
- スイカ
- ぶどう
- 緑茶
- みそ

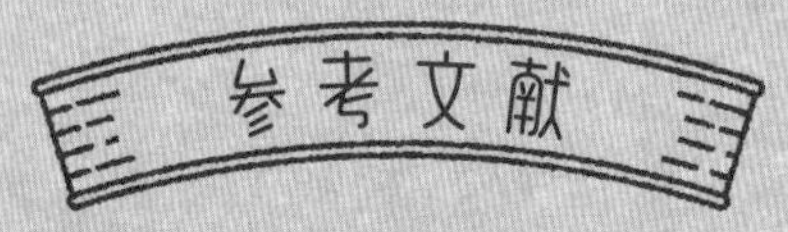

『まいにち漢方』櫻井大典 著（ナツメ社）

『つぶやき養生』櫻井大典 著（幻冬舎）

『東方栄養新書—体質別の食生活実践マニュアル』
梁 晨千鶴 著（メディカルユーコン）

『マンガでわかる はじめての和食薬膳』
武 鈴子 著（家の光協会）

『薬膳・漢方の食材便利帖』幸井俊高 監修（学研プラス）

『いつもの食材 漢方 効能&レシピ帖
—毎日の食卓で健康生活』早乙女孝子 著（つちや書店）

『暮らしの薬膳手帖』国際中医薬膳管理師会 編、
和田 暁 監修（国際中医薬膳管理師会）

『食養生の知恵　薬膳食典　食物性味表』
日本中医食養学会 編著、
日本中医学院 監修（日本中医食養学会）

『先人に学ぶ 食品群別・効能別
どちらからも引ける 性味表大事典』
竹内郁子 編著（ブイツーソリューション）

『薬膳素材辞典 健康に役立つ食薬の知識』
辰巳 洋 主編（源草社）

◇◇◇◇◇◇◇◇◇◇◇◇◇◇◇◇◇◇◇◇◇◇◇◇◇◇◇◇◇◇◇◇

本書は、マガジンハウスより刊行された『体をおいしくととのえる! 食べる漢方』を、文庫収録にあたり改題のうえ、改筆したものです。

櫻井大典（さくらい・だいすけ）

漢方家。国際中医専門員。カリフォルニア州立大学で心理学や代替医療を学び、帰国後はイスクラ中医薬研修塾で中医学を学ぶ。中国の首都医科大学附属北京中医医院や雲南省中医医院での研修を修了し、国際中医専門員A級資格を取得。日本中医薬研究会に所属し、同志と共に定期的に漢方セミナーを開催。中医学の振興に努めている。

SNSで発信される優しいメッセージと実践しやすい養生情報は、これまでの漢方のイメージを払拭し、老若男女を問わず新たな漢方ユーザーを増やしている。

主な著書に『病気にならない食う寝る養生』（学研プラス）、『ゆる〜く、ととのうこころ漢方』（ナツメ社）、『つぶやき養生』（幻冬舎）、『二十四節気の暦使い暮らし』（ワニブックス）などがある。

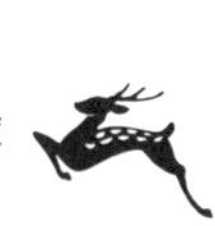

知的生きかた文庫

いつもの食材が「漢方」になる食べ方

監修者　櫻井大典
発行者　押鐘太陽
発行所　株式会社三笠書房
〒一〇二―〇〇七二　東京都千代田区飯田橋三―三―一
電話〇三―五二二六―五七三四〈営業部〉
〇三―五二二六―五七三一〈編集部〉
https://www.mikasashobo.co.jp
印刷　誠宏印刷
製本　若林製本工場

ISBN978-4-8379-8840-3 C0130

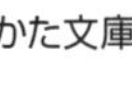
知的生きかた文庫

体がよみがえる「長寿食」

藤田紘一郎

〝腸健康法〟の第一人者、書き下ろし！年代によって体質は変わります。自分に合った食べ方をしながら「長寿遺伝子」を目覚めさせる食品を賢く摂る方法。

疲れない体をつくる免疫力

安保 徹

免疫学の世界的権威・安保徹先生が、「疲れない体」をつくる生活習慣をわかりやすく解説。ちょっとした工夫で、免疫力が高まり、「病気にならない体」が手に入る！

40歳からは食べ方を変えなさい！

済陽高穂

ガン治療の名医が、長年の食療法研究をもとに「40歳から若くなる食習慣」を紹介。りんご＋蜂蜜、焼き魚＋レモン……「やせる食べ方」「若返る食べ方」満載！

ズボラでもラクラク！飲んでも食べても中性脂肪コレステロールがみるみる下がる！

板倉弘重

我慢も挫折もなし！うまいものを食べながら！最高のお酒を味わいながら！好きに飲んで食べてたいズボラな人でも劇的に数値改善する方法盛りだくさんの一冊！

食べれば食べるほど若くなる法

菊池真由子

1万人の悩みを解決した管理栄養士が教える簡単アンチエイジング！シミにはミニトマト、シワにはナス、むくみにはきゅうり……肌・髪・体がよみがえる食べ方。

C50454